AF315738

DE
L'ABSTINENCE
DES ALIMENS.

DE L'IMPRIMERIE DE MIGNERET,
RUE DU DRAGON, N.° 20, F. S. G.

DE
L'ABSTINENCE
DES ALIMENS,

OU

DU JEUNE, DU CARÊME ET DU MAIGRE,

SOUS LE RAPPORT DE LA SANTÉ.

OUVRAGE AUSSI UTILE AUX GENS DU MONDE QU'AUX MÉDECINS.

PAR C. G. D.-M.,

L'abstinence est à la santé, ce que la diète est aux maladies.

Studium sanitatis est non satiari cibo.
HIPP. — *Epidem.*

PRIX : 4 fr. 50 c.

A PARIS,

Chez GUILLEMINET, Libraire, rue Montmartre,
N.° 68, vis-à-vis celle de la Jussienne.

1821.

DISCOURS
PRÉLIMINAIRE.

On s'est élevé de tout temps contre les écrivains qui mettent la médecine à la portée des gens du monde; et c'est avec raison pour ce qui regarde la méthode curative, ou la partie la plus difficile de notre art. Que pourrait y comprendre le lecteur? s'il parvient à retenir le nom de quelques maladies dont il a su distinguer les symptômes dominans, s'il associe ensuite à cette idée celle d'un remède qu'il a vu réussir dans un cas analogue, voilà tout ce qu'on peut espérer. Le reste n'est pour lui qu'une source d'erreurs plus ou moins dangereuses, puisqu'elles ne servent qu'à l'égarer. Se permettrait-il, avec ces notions superficielles, de donner un avis, quand il ne connaît ni les organes, ni leurs fonctions, ni les parties lésées, ni la nature de leur lésion ; ni la marche, les symptômes, les causes de la maladie, ni les modifications que font éprouver à celle-ci, le tempérament, l'âge, le sexe, les habitudes, la vie de l'individu ; lorsqu'il ignore enfin, la préparation et la propriété des remèdes ? Il est prouvé qu'il ne réussirait que rarement. On ne peut tolérer aujourd'hui ces sortes d'écrits qu'en faveur des personnes officieuses qu'un zèle louable porte à secourir, dans les campagnes, les malheureux dénués de toute autre ressource ; et qui se font un cas de conscience d'aventurer la vie d'un malade, toutes les fois qu'elles ont la possibilité de le confier à un médecin. Hors ces circonstances fâcheuses, qui disparaîtront dès que le Gouvernement aura placé des médecins dans toutes les contrées du royaume, il n'y a qu'une coupable témérité à proposer des remèdes que l'on connaît à peine. Tel est cependant l'abus de ces livres de médecine populaire, qu'ils ne servent en général qu'à favoriser le charlatanisme et à tromper le peuple.

On n'en dira pas de même de celui que je publie : il ne s'agira ici que d'une partie de l'hygiène, ou de l'alimentation. Tout homme doit s'étudier, s'observer, se connaître soi-même, afin de satisfaire au sentiment naturel qui le porte à veiller à sa conservation ; et il n'y parvient qu'à la faveur de cette science. Il y a long-temps qu'on l'a mise au rang de celles qu'il faut enseigner à la jeunesse. Les élèves doivent s'en occuper après les études de latinité, lorsqu'ils commencent à penser mûrement, et qu'ils sont près d'entrer dans le monde, où ils seront plus livrés à eux-mêmes. Mais elle fixera particulièrement l'attention des pères de famille, chargés de diriger les premiers pas de leurs enfans, de leur fortifier le corps, de former leur caractère, même dès l'âge le plus tendre, et de jeter les premiers fondemens des bonnes mœurs. C'est donc rendre un service au peuple que de la propager, et d'en répandre les traités généraux ou partiels.

Les choses dont on fait un usage habituel sont souvent celles que l'on connaît le moins : les alimens nous en offrent la preuve. Lorsqu'on s'est assuré qu'une substance n'est pas vénéneuse et qu'elle peut servir de nourriture, on ne cherche guère plus qu'à la rendre agréable par les apprêts, et on l'emploie jusqu'à ce qu'elle cause quelque indisposition qui oblige à la prendre avec plus de réserve. Chaque famille, chaque contrée, chaque peuple, a ses alimens de prédilection, qui se transmettent d'âge en âge. Si l'on profite parfois d'une découverte, ce n'est guère sans en abuser, et cela doit être, puisqu'on ne réfléchit pas assez sur le genre de vie qu'il faut préférer. L'hygiène aussi a son empirisme. Les hommes versés dans cette science sont au vulgaire ce que les vrais médecins sont aux médicastres : le nombre de ceux qui savent choisir leurs alimens est le plus petit.

On ne cherche pas assez à connaître la nature du besoin de se sustenter. A voir les soins que les hommes mettent à satisfaire leurs désirs, on peut croire que l'espèce serait bientôt perdue, si l'instinct ne suppléait pas la raison. Vainement il les porte à s'abstenir des alimens ; loin de le suivre comme le font les enfans et les animaux, ils le forcent au silence en excitant l'estomac par des apprêts de haut goût. L'appétit se trouve-t-il saturé, on cesse de manger, sans penser que cette abstinence est aussi nécessaire que les repas ; qu'il est utile de la prolonger même quand la faim se manifeste de nouveau ; et que, dans tous les cas, elle est préférable aux alimens. On voit enfin tous les jours les suites douloureuses de l'intempérance et les bons effets du jeûne, du maigre et du Carême, et l'on reste indifférent ! Que dis-je ! les deux routes ouvertes, la plus dangereuse est celle que l'on suit. Les préceptes de l'Eglise sont abandonnés, comme s'il ne s'agissait pas de la culture de l'homme

et de sa conservation , de son perfectionne-
ment au moral ou au physique , et de son
bonheur le plus réel.

N'en doutons point, cet éloignement de
l'abstinence réglée ne vient que du défaut
d'instruction. L'homme cherche sans doute
à s'éclairer , mais il lui était difficile jusqu'ici
d'acquérir les connaissances dont il avait besoin. Elles n'étaient point à sa portée.

Ce travail manquait à la médecine , lorsque
j'en conçus le dessein. En réfléchissant sur
la répugnance que bien des personnes ont
à s'imposer des privations , je pensai que le
meilleur moyen de les y déterminer était de
leur en démontrer les avantages , et sur-tout
de leur prouver que les préceptes de l'Eglise
n'ont rien de contraire à la loi naturelle et à
l'hygiène. Il me parut que, dans cette circonstance , l'hygiène et la religion pouvaient
se prêter un mutuel secours; celle-là , en expli-
quant les phénomènes de l'abstinence , et la
déduisant des lois de la nature; celle-ci inter-
posant son autorité suprême pour exiger des
privations qu'on n'obtiendrait jamais de l'intérêt personnel.

Le plan était vaste; mais, pour ne pas fatiguer le lecteur, j'ai cru devoir me renfermer
dans l'exposé le plus succinct des vérités es-

sentielles que j'avais à faire connaître. Voici l'ordre que j'ai suivi : il offre,

1.º Une idée générale de l'abstinence, considérée dans les sens et dans les forces vitales ;

2.º La diététique des peuples, qui prouve que l'homme peut se nourrir de végétaux et de poissons, et que l'abus des viandes a eu, dans tous les temps, les suites les plus funestes ;

3.º Ce qu'il faut entendre par besoin, aliment, boisson, digestion, assimilation, alimentation ;

4.º L'examen des différentes abstinences selon l'hygiène, et du jeûne, du maigre et du Carême, suivant l'Eglise ;

5.º Les exceptions que présentent ces règles générales ;

6.º L'exposé détaillé des alimens maigres, de leurs propriétés, de leurs apprêts, des boissons et de leur usage ;

7.º Enfin, le tableau des substances alimentaires et des boissons, avec l'énoncé de leurs propriétés et de leur emploi dans le régime.

Cet ouvrage n'est pas le premier qu'on ait publié sur l'abstinence et sur le maigre. J'ai marché sur les traces de MM. Hecquet, Winslow, Andry, et d'autres savans distin-

gués. Les préceptes de l'Église, à ce sujet,
n'ont jamais trouvé de détracteurs parmi les
gens de l'art ; ils ont, au contraire, reçu
dans tous les temps l'approbation la plus éclairée. Qui pourrait méconnaître les inappré-
ciables avantages de l'abstinence, tandis que
l'expérience les confirme chaque jour, et
qu'on voit, dans les lois de la vie, l'absolue nécessité de la pratiquer ? En crain-
drait-on l'abus ? c'est un prétexte trop vain.
L'homme peut abuser de tout ce qui est à sa
disposition, plutôt que des privations, qui
sont elles-mêmes en opposition avec presque
tous les excès ; et, d'ailleurs, sa conduite
n'est-elle pas soumise à des règles dont il ne
saurait s'écarter qu'à son détriment ?

« M. Grant approuve les lois diététiques de
l'Église-Romaine : et en cela il a raison, »
dit Zimmermann. Et quelle autorité que
celle d'un Anglican et d'un luthérien, à qui
la force de la vérité arrachait un pareil
aveu ! En émettant leur opinion, ces deux
illustres savans étaient bien assurés qu'elle
ne serait jamais démentie. Ils étaient l'un et
l'autre profondément versés dans la diététique : Zimmermann nous a laissé, sur
cette branche de la médecine, un Traité
qu'on lira toujours avec le plus vif intérêt ;
Grant s'était fait distinguer parmi les plus

célèbres praticiens de Londres. Ils avaient donc pu concevoir toute l'importance des privations régulières ; et ils ne les ont recommandées qu'après un examen mûri dans l'expérience.

Mais, eussé-je été privé de l'opinion des grands maîtres, l'état actuel de nos connaissances et des lumières généralement répandues, m'aurait suffi pour démontrer par le simple raisonnement et par les faits sur lesquels je l'ai fondée, toute la valeur hygiénique des préceptes de l'Église sur le jeûne et le maigre, tels qu'ils furent institués dans un temps où la médecine ne permettait pas de les approfondir comme à présent.

J'ai écrit cet ouvrage pour les gens du monde, et peut-être plus encore pour les hommes de l'art, qui n'ont pas pris la peine de diriger leurs recherches sur les alimens, d'une manière aussi spéciale que je l'avais fait pour moi. On aime les chemins tracés. Nos Traités des Alimens sont si incomplets, ils offrent tant de lacunes, que mon travail pourrait paraître neuf, sous plusieurs rapports ; mais mon ambition ne va pas jusques là. Si ma doctrine est orthodoxe, si mes idées ont été assez claires pour être bien saisies, j'aurai atteint le but que je me suis proposé, celui d'être utile.

TABLE DES MATIERES.

FIN DE LA TABLE DES MATIÈRES.

DE L'ABSTINENCE

DES ALIMENS.

S'ABSTENIR, d'*abstinere*, c'est se passer d'une chose qu'on désire. Si les désirs étaient toujours proportionnés au besoin, il serait superflu de prescrire l'abstinence ; on ne prendrait que les alimens nécessaires pour la nourriture habituelle, et il en faudrait peu. Des privations forcées, quelques mets délicats, porteraient-ils à surcharger l'estomac ? ce ne serait que passagèrement ; les fonctions digestives, rentrant bientôt dans l'ordre, l'appétit ne reviendrait qu'avec le vrai besoin ; enfin la tempérance n'exigerait que peu d'efforts, et on l'observerait sans peine. Les animaux profitent de ce privilège sans en avoir le mérite. L'homme en jouissait sans doute aussi, lorsque, dans sa pureté primitive, il goûtait toutes les douceurs d'une vie entièrement conforme à la loi naturelle. Hélas ! fallait-il apprécier ce bonheur par la cruelle expérience qui nous ramène aujourd'hui , plus que jamais , à notre véritable condition ! Les trésors que nous offre la culture des sciences et des arts ne pouvaient-ils donc s'acquérir sans livrer l'espèce humaine aux suites funestes de la dépravation ?... Toujours est-il certain que cette heureuse harmonie fut altérée dès que l'homme eut abusé de ses forces et des dons qui lui avaient été prodigués. On ne viole pas impunément les lois de la vie. Celui-là se flatte vainement qui , séduit par ses passions , croit pouvoir s'abandonner à des plaisirs illicites. Dans l'ordre physique on a bientôt à se repentir des fautes même les plus légères, et ses châtimens sont souvent terribles. Il n'est pas rare, en effet , de voir une indigestion causer la perte de la vie ; un petit verre de liqueur produire l'inflammation de l'estomac , ou des convulsions, etc. , etc. Que de maux ne devaient-ils donc résulter des excès auxquels se livrèrent les peuples , lorsque , dans la suite , la raison eut perdu l'énergie nécessaire pour triompher de tous les vices ! Le sort en était jeté ; il ne restait aux hommes aucun espoir de salut, si de puissans secours ne leur eussent été donnés à différentes époques. On connut enfin tout le prix de l'abstinence, et l'espèce humaine fut sauvée.

Mais ces premières notions sur les principales substances nutritives dont on peut faire usage, ne suffisaient pas pour diriger le choix de tous les alimens. Elles indiquaient seulement la voie des recherches, qui devaient servir à un code alimentaire, d'après lequel chaque individu pourrait facilement déterminer la nourriture qui lui convient. Des savans se sont occupés de cet objet important ; ils en ont fait le sujet de leurs méditations et de leurs expériences. Les matériaux, recueillis avec soin, ont été rapprochés avec méthode ; et les connaissances acquises par tant de travaux, permettent enfin d'offrir un corps de doctrine dans lequel les principes sont le résultat d'un raisonnement sévère. Lorsqu'on s'est fait une idée juste de la nature des alimens et de leurs qualités, des organes digestifs et de leurs fonctions, il n'y a plus qu'à comparer les bons effets de l'alimentation avec ceux qui sont contraires à la santé, pour en déduire les véritables conditions de cette partie du régime, et par conséquent celles de l'abstinence et de la frugalité.

La première doit priver des alimens dont le corps n'a pas besoin, lors même que l'appétit les fait vivement désirer. La frugalité ne permet pas d'en prendre plus qu'il n'en faut pour une bonne digestion. *Modicus cibi, medicus sibi*, dit un axiôme. Mais, sans l'abstinence, celle-ci serait encore insuffisante, puisqu'on est souvent obligé de se priver de tout aliment, ou de quelque espèce d'aliment, comme du gras.

Je pourrais me borner à l'exposé des effets salutaires de l'abstinence, pour démontrer les principes sur lesquels on l'a fondée : mais elle a aussi ses dangers, qu'on ne saurait éviter avec trop d'attention, et qu'il importe de signaler. Une piété mal entendue fait par fois oublier la mesure du besoin ; on se nourrit trop, ou moins qu'il ne faudrait, et l'on s'expose ainsi à déranger la santé, qu'il s'agit de maintenir dans le meilleur état possible. Le seul moyen de bien observer les privations régulières, c'est d'en connaître l'objet, et de raisonner l'application qu'on en fait. Me proposant d'offrir aux gens du monde les notions qu'ils désirent avoir à cet effet, j'entrerai dans les détails qui m'ont paru propres à démontrer que la théorie la plus saine est toujours d'accord avec les préceptes de la religion, que l'abstinence sagement conçue est indispensable, et qu'elle ne devient dangereuse que quand on ne la pratique pas exactement.

Avant d'aller plus loin, et pour procéder avec méthode, déterminons d'abord ce qu'on doit entendre par besoin d'alimens, appétit, digestion, assimilation, aliment et boisson. Ces préliminaires faciliteront l'intelligence de ce que j'ai à dire sur l'abstinence en particulier.

Suivant les lois primordiales de la vie, les fonctions de l'économie animale ne s'exercent qu'avec le concours des objets extérieurs dont l'action doit toujours être proportionnée à l'état des forces. Ces relations n'existaient pas pour le fœtus : elles ne sont devenues nécessaires qu'au moment de sa naissance : encore ne l'ont-elles été que progressivement, et lorsque les organes se sont trouvés assez développés pour cela. Ainsi, la lumière agit sur les yeux, les odeurs sur le nez, les saveurs sur la bouche, le son sur les oreilles, l'air sur les poumons et la peau ; les alimens et les boissons sur les voies alimentaires, etc. D'un autre côté, certaines actions paraissent naturellement soumises à un ordre particulier de succession, et l'on sent le besoin de marcher, de se reposer, de dormir, etc., de même qu'on éprouve celui de se sustenter. Les moyens de satisfaire à ces besoins différens, contribuent donc également à l'entretien de la vie et de la santé. Hippocrate l'exprimait par ces mots : *Medicamentum famis cibus est, sitis potus, lassitudinis somnus, sessionis ambulatio, deambulationis sessio, etc.*; car, l'on pourrait dire, dans un sens analogue, *alimentum* au lieu de *medicamentum*. Mais cette manière de voir est trop générale : si elle paraît juste sous le rapport de la stimulation des organes, elle ne sépare pas les substances proprement nutritives de celles qui se bornent à soutenir les forces vitales. Quoi qu'il en soit, le besoin, dans l'acception générique de ce mot, s'annonce par un sentiment de mal-aise, d'inquiétude, d'agitation, et avec penchant à l'acte relatif à chaque fonction.

De tous les besoins dont l'homme est tourmenté, le plus habituel et le plus impérieux, est celui de se nourrir. C'est aussi le plus difficile à satisfaire convenablement, à raison du nombre des organes qui servent à la digestion, des élaborations diverses que subit la matière alimentaire, des qualités que doivent avoir les alimens, et de la manière dont il faut en user; et voilà pourquoi les hommes sont tellement occupés de leur nourriture, qu'ils pensent avant tout à se la procurer, et qu'ils craignent tant d'en manquer. Heureux si, dominés par cette idée, ils n'étaient pas portés à faire des provisions inutiles et à se nourrir trop, ne serait-ce que dans la vue de flatter le goût!

Dans l'état de fœtus, l'enfant n'est alimenté que par le sang de sa mère. Ses organes se forment, acquièrent de la consistance, et conservent les rapports qu'ils doivent avoir entre eux. Le corps est dans un isolement qui ne laisse aucun doute sur les forces de la nature vivante et des lois qui les régissent: elle prend en quelque sorte acte de sa puissance, afin qu'on ne puisse la lui contester dans la suite. L'existence de l'enfant est donc toute végétative durant la grossesse ; il ne se développe dans l'utérus qu'à la faveur de la vitalité qui lui est propre.

Mais, dès qu'il voit le jour, sa vie devient dépendante des objets qui l'entourent, avec lesquels il doit être en relation, et qui le modifient par leur manière d'agir, sans cependant changer sa vitalité primitive. La mère, cessant alors de lui transmettre des sucs assimilables, ne fournit plus qu'un aliment facile à digérer ; et, dorénavant, sa nourriture ne sera tirée que de substances nutritives extérieures, et proportionnée aux facultés de l'estomac. Les forces vitales ont une direction déterminée, et fixent le degré d'influence que les corps ambians doivent avoir sur ses organes ; ils n'auront qu'une action relative à la disposition primitive de l'individu, parce qu'il n'a que des besoins limités.

Les objets qui nous environnent, considérés en eux-mêmes, sont plus ou moins solides ou fluides, chauds, secs, durs ou mous, aromatisés, sapides, etc. C'est notre manière de sentir qui nous fait distinguer le chaud du froid, le sec de l'humide, le rouge du bleu, le doux de l'acide, le salé du fade, etc., etc.; comme, selon notre situation, les corps se trouvent placés en haut ou en bas, devant ou derrière, à droite ou à gauche. Les alimens sont donc aussi proportionnés au goût, à l'odorat, à la faim, à la soif, et aux forces digestives.

Le premier aliment que l'enfant doit prendre, c'est l'air. *Alimentum etiam spiritus est*, dit Hippocrate. A peine est-il né que ce fluide est introduit, par l'acte de la respiration, dans la poitrine, où il fournit une substance nécessaire à la régénération du sang et à l'entretien de la vie. Bientôt après, l'estomac éprouve le besoin d'un autre aliment ; il est disposé à recevoir le lait préparé dans le sein de sa mère, et ce liquide suffit, jusqu'à ce que l'âge réclame une nourriture plus substantielle.

Mais la respiration, peu susceptible d'être interrompue sans danger pour la vie, devait se faire avec une régularité plus constante, et n'admettre qu'un aliment d'ailleurs peu variable.

La nourriture destinée à l'estomac, étant au contraire plus matérielle, ayant plusieurs objets à remplir, a dû être tout à la fois plus variée pour le goût et pour l'appétit, On peut en juger par la prodigieuse quantité des substances alimentaires que la nature produit, et par les différentes combinaisons qu'elles peuvent subir.

Deux sortes d'alimens servent à la digestion : les uns sont liquides, les autres solides. *Facilius est refeci potu quàm cibo ;* dit le vieillard de Cos (1). Cependant, comme les boissons ne pourraient assouvir la faim, ni par conséquent suffire seules à la nourriture ordinaire, et qu'elles ont d'ailleurs la propriété spéciale d'étancher la soif, c'est aux substances solides qu'on a cru devoir donner le nom d'aliment. Nous conserverons à ce mot son acception reçue, quoiqu'il soit démontré que toutes les substances ne sont pas également nourrissantes; et qu'on y distingue *l'aliment* proprement dit, parmi les différentes espèces d'alimens dans lesquelles il se trouve diversement combiné. Je présenterai bientôt ce sujet plus circonstancié. Voyons d'abord ce que l'observation nous

____

(1) *De Morbis*, lib. 4.

apprend sur l'usage des alimens employés par les adultes.

Il est vraisemblable que les premiers peuples n'eurent d'abord pour toute nourriture que des fruits, des racines, des plantes herbacées et des semences farineuses. Ils apprirent ensuite à leur faire subir différentes préparations, à les assaisonner ; et ce régime simple, le plus approprié à l'homme, dut s'améliorer jusqu'à l'époque où commença l'usage des viandes. Depuis ce temps, plusieurs peuplades se sont ainsi conformées à la loi naturelle. « Nos pères, dit Hoffmann, étaient extrêmement sobres ; ils se contentaient de lait, de miel, de fruits, de légumes ; ils ne connaissaient ni le luxe, ni la sensualité de nos jours. » Dans ce moment même, des habitans du Mogol, et d'autres peuples de l'Asie, ne vivent que de végétaux et de poissons, et s'en trouvent bien. Une des remarques les plus importantes qu'on ait faites à ce sujet, c'est qu'ils sont plus doux, plus humains, plus faciles à diriger, et par conséquent plus heureux que les septentrionaux, habitués à l'usage des viandes salées, des liqueurs alcooliques, et qui sont durs, grossiers et

barbares; caractère qu'on peut attribuer particulièrement à l'influence de leur régime. Je
ne parle pas des hommes façonnés par une
bonne éducation; ils sont à peu près les mêmes
dans tous les pays; et aujourd'hui ils deviennent tous Parisiens.

Une fois séduits par le goût délicat des
substances animales, les peuples ne se bornèrent point à les mêler avec des végétaux.
On ne tarda pas à leur donner la préférence,
parce qu'elles étaient en même temps plus
nourrissantes, et l'abus suivit de près ces
premiers essais. L'intempérance conduisit à
l'exaltation de toutes les passions; les mœurs
perdirent leur innocence; la corruption fit
des ravages effrayans, et causa la ruine de
plusieurs peuples. C'est par-là qu'ont fini
l'Egypte, la Grèce et Rome, etc.

Les suites effrayantes de l'intempérance se
manifestaient pour la première fois, lorsque
Moïse reçut la loi écrite qu'il donna aux Juifs.
Le Décalogue leur offrit alors des préceptes
d'hygiène, qui seront approuvés dans tous
les temps. Il ne s'agissait point d'affranchir
l'homme du travail nécessaire pour cultiver
cette branche de la médecine, mais de lui

montrer la marche qu'il avait à suivre pour se purifier, et de signaler les principales chairs dont il pouvait user et celles qu'il fallait rejeter. Remarquez bien que ce grand législateur ne parle que des viandes dont l'excès est tant à craindre.

Que porte, en effet, le Pentateuque ? *Mangez de tout ce qui est pur... Voici les animaux que vous devez manger : ce sont, le bœuf, la brebis, le chevreau, le cerf, la chèvre sauvage, le buffle, la chèvre-cerf, la giraffe, etc. Ne mangez point de ceux qui sont impurs...; tels que l'aigle, le griffon, l'aigle de mer, l'ixion, le vautour, e milan et ceux de leur espèce ; le corbeau, et ceux de son espèce... Parmi les animaux impurs, vous rangerez la belette, la fouine, la taupe, la chauve-souris, la cigogne, le cygne, l'autruche, le pourceau et leur espèce... Vous mangerez de tout ce qui a des nageoires et des écailles, tant dans la mer que dans les rivières et les étangs... Ne mangez jamais de sang ni de graisse... Ne mangez d'aucune bête morte d'elle-même... Ne buvez point, vous et vos enfans, de vin, ni rien de ce qui peut enivrer, quand vous serez au tribunal du témoignage, de peur d'être puni de mort*, *etc.* Ces passages, et beaucoup d'autres analogues, désignent comme impures toutes les chairs indigestes ; et comme pures, toutes celles dont on peut faire usage sans danger. On voit aussi que l'ivresse y est mise au rang des fautes graves.

En même temps, des hommes éclairés, voyant les progrès de la dépravation, cherchaient aussi à les arrêter et à combattre le mal jusque dans ses plus profondes racines. Mais la philosophie, presque toujours entraînée par l'esprit de système, s'éloignait trop du but et n'opposait que des moyens impuissans.

Telle fut celle de Pythagore. Voulant faire adopter généralement le régime végétal, ce philosophe imagina de fonder ses raisonnemens sur l'opinion de la métempsycose. Il supposa donc qu'à la mort de l'homme son âme passait dans le corps d'un animal ; d'où il conclut à la nécessité de ne pas maltraiter les animaux, etc. Toute bonne qu'elle était d'abord pour tirer le peuple des excès auxquels il se livrait, cette fable ne pouvait le contenir, lorsqu'il ouvrirait les yeux sur le principe du dogme. Rien ne prouvait la transmigration des âmes. D'ailleurs, après avoir servi à dissiper jusqu'au germe des maladies provenant de l'abus prolongé des viandes, le régime végétal eut les inconvéniens d'une nourriture trop exclusive. Je n'entends point par-là qu'elle soit nuisible, ainsi que l'ont prétendu quelques écrivains. L'homme peut s'y borner avec avantage, pourvu qu'il l'adopte dès sa jeunesse et qu'il habite un pays fertile. C'est ce qu'on voit de nos jours dans quelques contrées de l'Inde, et chez des individus qui s'y conforment volontairement ou par nécessité. La vie végétale est si naturelle, que les enfans ont tous de la répugnance à manger de la viande pour la première fois. Mais le défaut radical du système de Pythagore est de priver l'homme des ressources que lui fournit le règne animal, dans toutes les circonstances où le terroir, la saison, des évènemens imprévus, ne lui offrent pas assez de végétaux pour se sustenter.

Du reste, quelque salutaire que pût être l'institution pythagoricienne, son insuffisance et le temps la firent abandonner. Peu-à-peu, le peuple qui en avait profité reprit ses anciennes habitudes avec l'usage des viandes. Cette nourriture trop succulente le jeta de nouveau, dans l'intempérance; celle-ci le livra aux passions les plus crapuleuses, et il fut victime de ses excès. La direction d'un peuple est semblable à celle d'un simple individu. Chez l'un et l'autre, le bonheur est le prix de la modération, des vertus et des lumières qui assurent le triomphe de la vérité. Les vices, le désordre, l'ignorance sont la source des plus grands maux. Si l'on néglige de diriger l'homme vers le bien par toutes les institutions possibles, si on ne l'oblige à lutter sans cesse contre ses mauvais penchans, et à persévérer dans la bonne voie, il tombera aussitôt dans la corruption et dans les malheurs qu'elle entraîne.

De leur côté, les Juifs, qui ne respectaient pas assez l'autorité divine, s'écartèrent de la loi écrite, et en furent punis par de nombreuses calamités. La corruption s'empara d'eux comme des autres peuples. Le danger devint pressant. Le sort du genre humain était encore aventuré, puisqu'aucune puissance terrestre n'aurait pu le retirer de l'abîme où il était plongé. J.-C. vint au monde, et la révélation opéra le prodige. On sait avec quelle force l'Eglise ordonne l'abstinence des viandes, le jeûne et la tempérance. Nous aurons bientôt occasion d'examiner les bases sur lesquelles reposent ses préceptes, et les moyens de faire une application bien entendue de ces derniers.

L'expérience vient de nous offrir l'homme se nourrissant tantôt de fruits, de végétaux et de poissons; tantôt de substances animales, tantôt du mélange de ces différens alimens. Il peut donc, selon les circonstances, faire gras ou maigre, ou se priver de tout aliment sans altérer sa santé, pourvu qu'il se renferme dans les bornes de la sobriété. Il est en effet, par sa nature, frugivore, carnivore, herbivore, granivore et ictyophage.

Je passe aux phénomènes de la nutrition.

Deux grandes opérations de la nature se présentent d'abord, la digestion et l'assimilation. Par la première, les alimens sont décomposés, et le chyle est formé. C'est une substance muqueuse, blanchâtre et douce, qui passe dans le sang ou dans les vaisseaux lymphatiques. Par la seconde, cette substance est incorporée et répare les pertes habituelles des organes et des fluides. On ignore comment s'effectuent ces différentes transformations.

Quels que soient les alimens, si l'on s'est assuré de leur bonne qualité ; s'ils sont pris avec modération et proportionnés à l'appétit, la digestion commence par un resserrement spasmodique presque insensible chez les personnes robustes, et avec un léger sentiment de froid chez les valétudinaires. Bientôt l'activité des organes digestifs augmente, l'excitation devient générale, la chaleur est plus grande, le teint plus animé, les sécrétions et les excrétions se font moins facilement. C'est le temps de la coction. Au bout de trois ou quatre heures, celle d'un repas complet est à-peu-près finie. L'excitation se dissipe graduellement ; la température du corps revient à son état ordinaire ; les sécrétions reprennent leur activité ; les principes nutritifs, provenant du chyle, et qui ne servent point à la réfection du corps, sont expulsés par la perspiration, les selles, les urines, etc. Le reste est éliminé plus tard à mesure que l'assimilation s'opère.

Cette assimilation est insensible et lente ; elle a lieu immédiatement après la digestion ; mais elle semble devoir s'achever durant la nuit,

lorsque toutes les fonctions de relation sont
en repos : du moins est-il vraisemblable que
dans le jour, la digestion, l'activité des sens
et de l'âme, et la locomotion y apportent
des obstacles.

Telle est la marche de ces deux fonctions.
La digestion, chargée de la première élaboration des alimens, se termine quelques
heure saprès le repas; tandis que l'assimilation
à laquelle est soumise la presque totalité du
chyle fourni par les repas de la journée, se
prolonge quelquefois jusque dans la matinée
du lendemain. On observe que chez les personnes débiles, délicates, infirmes ou trop
fatiguées par les travaux de la veille, la digestion se prolonge, et qu'elles ont encore le
goût des alimens dans la bouche en se levant.

Dès qu'on est arrivé à la troisième période
de la digestion, le retour de l'appétit, une
légère langueur d'estomac, le sentiment
d'un mal-aise général, annoncent le besoin de nourriture. Remarquez bien que ce
besoin ne se fait pas sentir la nuit, destinée, comme je l'ai dit, à l'assimilation des
sucs et au repos nécessaire à ce travail.
Je suppose ici, du reste, que les repas ont

été pris dans les conditions requises, et par conséquent sans émousser, ni trop exciter l'appétit.

Si à l'heure ordinaire de ces repas, lorsque la faim est bien prononcée et que le chyle a été complètement absorbé, on ne prend pas d'autres alimens, les forces digestives et assimilatrices sur-tout s'exercent sur les humeurs viciées ou en excès ; et le corps se débarrasse de toutes celles qui gênent l'exercice des facultés. Mais sitôt que les organes sont libres, ils restent dans une légère débilité ; le besoin est moins pressant jusqu'à ce que l'abstinence prolongée devienne nuisible. Dans ce dernier cas, on sent plus vivement la faim, les inquiétudes dans les membres, les tiraillemens d'estomac. L'irritation a remplacé l'excitation des forces vitales de ce viscère, et l'inflammation ne tarde pas à la suivre. Celle-ci s'annonce par des douleurs atroces, l'augmentation de la chaleur dans la partie affectée, un désordre nerveux général, l'abattement extrême et d'autres symptômes morbides, jusqu'au moment de la mort, qui a lieu le septième jour, ou plus tard, selon Hippocrate. La lésion organique a été con-

statée par l'ouverture du corps, chez des animaux qui avaient péri faute de nourriture.

Lorsqu'au contraire, on prend des alimens
aussitôt que l'appétit les demande, la digestion n'étant pas encore terminée, il est bientôt
satisfait. Le repas ayant été pris avant l'heure
convenable, la faim s'émousse, ne reparaît plus
à des époques régulières; et si l'on continue,
elle s'éteint, et les fonctions de l'estomac sont
dérangées. En même temps le corps est chargé
d'une surabondance d'humeurs dont l'assimilation se fait mal; c'est alors que succombant
sous le fardeau, la nature, sollicitée par
quelque irritation locale, présente un appa-
reil fébrile ou autre, par lequel elle tend à
éliminer les substances qui s'opposent aux
libre exercice des fonctions. « Qui mange
plus qu'il ne peut digérer, dit Sanctorius, se
nourrit moins qu'il ne faut, et conséquemment
doit maigrir. »

Entre ces deux extrêmes il est un terme
moyen, c'est de prendre les repas quand la
digestion est arrivée à son dernier période.
L'appétit est devenu plus pressant : on peut
l'endurer environ une heure sans trop de
souffrance; et cette privation est nécessaire

pour s'assurer que les organes sont bien disposés. Dans cet état, les alimens donnent une
nouvelle activité aux voies digestives, soutiennent le ton de l'estomac, et ce changement
favorable s'annonce par un sentiment de bien-
être général. A peine la soupe est-elle prise,
qu'une douce chaleur se répand du centre du
corps à la périphérie; les facultés paraissent
plus libres. L'excitation de tout le système
se développe facilement, si aucun obstacle
ne s'y oppose. Mais bientôt elle diminue et ne
semble continuer que pour seconder l'activité
des organes et la digestion. Trop forte ou trop
faible, cette excitation générale deviendrait
également nuisible : il en serait de même si
l'altération de quelque tissu la rendait irrégulière. Enfin l'assimilation se fait; l'expulsion
des matières secrétées est suffisante; les propriétés vitales (la sensibilité et la motilité)
ne cessent de suivre leur type ordinaire; on
n'éprouve ni faiblessse ni pesanteur d'estomac;
le travail est facile; le sommeil n'est point
dérangé; on se sent rafraîchi et plus agile.

Les repas ne sont point égaux; ils ne pourraient l'être sans nuire à l'élaboration des sucs
nutritifs. Selon la règle établie, à déjeûné il

faut manger peu, afin d'avoir plus d'aptitude au travail le reste de la journée, et assez d'appétit pour le repas qui le suit. Le dîner de midi doit être moins copieux que celui de quatre heures, parce qu'on soupe le soir. Les anciens ne fesaient qu'un repas par jour, et c'était de 5 à 6 heures après-midi. Chez les Grecs, comme chez les Romains, on en prenait un dans la matinée, mais il était si léger qu'il ne suspendait pas les occupations ordinaires. *Si prandit aliquis*, dit Celse, *utilius est exiguum aliquod, et ipsum suum sine carne, sine potione sumere.* En somme, les alimens pris au dîner de 4 heures, ou divisés en deux parties pour le dîner de midi et le souper, seront proportionnés au besoin de sustenter le corps jusqu'au lendemain.

Cependant le souper doit être léger pour être mieux digéré, et pour ne pas déranger l'assimilation.

Ut sis nocte levis, sit tibi cœna brevis (1).

Les organes digestifs ayant moins d'activité la nuit que le jour, le travail des pre-

----

(1) Ecole de Salerne.

mières voies serait plus lent si l'on prenait trop de nourriture, et l'assimilation des sucs nutritifs se ferait mal. Dès l'âge de 45 ans, tout homme prudent ne soupe plus. Les forces commencent à décliner ; on ne repose plus comme auparavant ; il y a toujours une partie des pertes qui est irréparable. Si l'on surcharge l'estomac, la digestion ne se termine que dans la matinée qui suit ; l'appétit est moins ouvert pour le déjeûner, et il convient alors de retarder, ou mieux encore de supprimer ce dernier ; car tout aliment est nuisible quand il ne peut pas être bien élaboré.

Les hommes livrés à des travaux pénibles, ou qui font beaucoup d'exercice, peuvent prendre quatre repas réglés par jour : mais le déjeûner et le goûter doivent être peu substantiels.

La digestion de chaque repas observe ses trois périodes ; l'érection des forces, la coction et l'excrétion des matières non-assimilables. Comme toutes les forces du système vivant doivent y coopérer, il faut la respecter environ pendant une heure, selon le repas qu'on a pris. Tout exercice un peu forcé de quelque partie du corps dérangerait l'action de l'estomac, et troublerait ainsi plus ou moins le travail dont la nature est occupée. C'est ce qu'on remarque lors de douleur violente, d'inflammation ou d'irritation de quelqu'organe éloigné ; lors de forte contention d'esprit, d'un accès de colère, d'un exercice fatiguant. Il faut éviter avec le même soin l'influence des causes débilitantes, comme le sommeil, les passions tristes, l'impression du froid humide. Une activité modérée de tout le corps suffit pour empêcher le sommeil et pour maintenir l'harmonie des forces vitales.

Ce que j'ai dit du concours de ces forces relativement à la digestion, s'applique à l'assimilation des fluides nutritifs et à toutes les opérations de la nature, qui exigent une grande activité organique. Car si la tête ne doit pas être trop occupée durant la digestion, il faut aussi que l'estomac soit libre pour ne mettre aucun obstacle à l'action de la pensée. On ne pourrait exercer toutes les facultés en même temps et à un haut degré. L'assimilation du chyle, n'exigeant qu'une activité légère, mais générale et long-temps soutenue, se concilie très-bien avec le sommeil. Il en est de même des sécrétions, ou de la séparation des fluides qui doivent être rejetés par les voies urinaires, la transpiration, etc.

En dernière analyse, quatre espèces de sens paraissent servir à la digestion. Ce sont : l'appétit, la soif, le goût et l'odorat. L'appétit est généralement confondu par les gens du monde, et même par les médecins, avec le besoin. Ils le prennent tous pour la faim : c'est une erreur. Dans l'exercice le plus régulier des organes, l'appétit ne paraît sans doute autre chose que le besoin, avec désir d'alimens. Cependant on voit par fois le besoin se manifester par la pesanteur d'estomac et une sorte de faiblesse, qui prouvent que le corps n'est pas assez sustenté ; tandis qu'il y a de l'indifférence, de la répugnance même pour les alimens. Je prouverai, dans la suite, que ce besoin ne diffère de tous les autres que par son objet. D'une autre part, on rencontre l'appétit ou le désir de tel ou tel aliment, lors même que l'estomac est plein, et que le besoin ne demande rien. Il faut donc les séparer. Cette division est utile pour régler l'usage des substances nutritives. Quant à la faim, elle se compose du besoin et du désir de manger. On a faim, lorsqu'on désire des alimens dont le besoin se fait sentir.

Il en est de la soif comme de l'appétit. On voit tous les jours des personnes qui ont besoin de boire, mais qui ne veulent aucune boisson parce qu'elles n'en désirent point; et d'autres désirer des boissons qui ne leur sont nullement nécessaires, ou qui pourraient même nuire à leur santé.

Le goût et l'odorat ont également leur emploi. Placé hors de la bouche, mais en relation directe avec le goût, l'odorat est une sentinelle avancée qui signale les substances alimentaires dont il est frappé, et qui fait rejeter celles qui l'affectent d'une manière désagréable. De même le goût a pour objet d'annoncer la saveur des alimens, et de présider au choix qu'on doit en faire. Ces deux auxiliaires sont tellement utiles, qu'on pourrait courir de grands risques s'ils étaient nuls, comme on l'observe dans certaines paralysies.

Pour que la digestion se fasse bien, il faut que chacun de ces sens soit affecté d'une manière agréable. Or, cette condition ne peut

être remplie qu'autant qu'on variera les alimens avec mesure : car il y aurait le même
inconvénient à exciter trop, à exciter trop
peu, et à exciter trop irrégulièrement. Nous
verrons qu'en effet les alimens fortement épi-
cés, ou trop fades, d'une saveur trop ou trop
peu variée, sont également indigestes, et
qu'en même temps ils altèrent l'activité de
ces sens. Tout le monde sait que le goût s'é-
teint faute d'être assez excité, comme quand
on ne prend que des alimens peu sapides et peu
variés ; qu'il s'use par l'abus des substances
stimulantes, en aliment comme en boisson ;
ou enfin qu'il devient irrégulier par la trop
grande variété des saveurs. Il en est ainsi de
l'odorat, de la soif et de la faim.

L'habitude modifie ces sensations, même
en altérant l'état sain, et le sortant en quelque sorte des lois de la nature. Elle n'est d'un
vrai secours que quand une infirmité la rend
nécessaire pour faire supporter les alimens
qu'on ne digérerait pas autrement.

C'est-elle, dira-t-on, qui nous procure les
plaisirs que nous trouvons dans l'usage des
viandes, des boissons spiritueuses, des aromates, des repas prolongés, variés et fré-

queus. On ne saurait le nier : mais n'est-il pas évident qu'elle émousse la sensibilité ; qu'elle nous fait perdre les plaisirs que nous offrait la vie conforme à la loi naturelle , puisqu'après avoir usé des excitans , nous ne trouvons presque plus de goût aux alimens simples dont la saveur faisait nos délices ? N'expose-t-elle pas davantage à surcharger l'estomac , à augmenter les mauvais sucs qui finissent par fatiguer les organes et causer des maladies , et ne multiplie-t-elle pas ainsi le nombre de ces maladies , qu'elle rend tout à-la-fois plus difficiles à guérir ? S'il est vrai , comme le dit d'Alembert , que la somme des maux l'emporte sur celle des biens, c'est parce que les hommes se sont trop éloignés de leur condition primitive , en contractant de mauvaises habitudes.

Le besoin de nourriture , toujours relatif à chacun des sens que je viens de considérer en particulier, diffère en outre selon la disposition individuelle , le tempérament , l'âge, le sexe , l'idiosyncrasie, le genre de vie , la profession. J'aurai occasion de le démontrer dans la suite.

Au total , ce besoin est soumis aux mêmes

lois que les autres. On les accroît par la privation ; ils sont émoussés par l'abus qui les
sature et les use ; et trop d'irrégularité les rend
capricieux, bizarres. La bonne chère violente
le corps et l'ame. L'excitation vicieuse du
goût et de l'estomac, doit donc déranger la
digestion, causer des affections nerveuses,
ou jeter dans le désordre les fonctions des
organes déja mal disposés.

Les gourmets en offrent le triste exemple. *Plus occidit gula quam gladius.* J'ai vu
de ces êtres presqu'uniquement occupés des
plaisirs de la table, ne penser en s'éveillant
qu'à ce qu'ils pouvaient manger dans la journée, et passer ainsi, *ventrem inservientes*,
les jours les plus précieux de la vie. Il est
vrai que cette passion les rendait incapables
d'une bonne œuvre. L'ame d'un gourmand
est toute dans son palais. Devenu stupide, il
ne semble fait que pour manger. Ce n'est
plus l'homme social, ni l'homme solitaire ;
ce n'est pas même la brute. Existerait-il rien
de plus dégoûtant que sa corruption, de plus
affreux que les maux qu'il se prépare ? « Si
» les enfans deviennent gourmands, dit un
» savant du dernier siècle, il faut en accuser

» ceux qui les élèvent, et qui les portent
» plus à manger qu'à travailler. » On n'a-
dressera pas ce reproche aux gens de la campagne. Ils font le contraire, parce qu'ils
sont plus près de la nature dont ils suivent
les lois, en observant les préceptes de l'Evan-
gile.

C'est en se maintenant dans le milieu où il
a été placé, que l'homme peut profiter de
tous les privilèges d'une bonne santé, comme
des véritables douceurs de son existence.

Or, ce milieu est fixé par la nature, et on
ne franchit jamais ses limites sans la violen-
ter. L'homme y flotte entre le plaisir et la
douleur, comme entre le chaud et le froid,
le sec et l'humide, la joie et la tristesse. Les
sensations sont équilibrées de même que les
mouvemens des membres. On voit bien que
le corps, mis en action et soutenu par les
forces vitales, se balance en divers sens, et
que sa chute est certaine dès qu'il perd l'é-
quilibre : mais ce que peu de personnes,
même très-éclairées, n'observent pas, c'est
qu'il ne se soutient que dans un cercle donné,
et que l'équilibre est plus facile à rompre à

mesure que le centre de gravité (1) s'approche davantage des bords de ce cercle. Si l'on
examine les sensations dans l'état de santé,
on s'apercevra bientôt qu'elles sont également
ment circonscrites ; qu'elles peuvent être
augmentées ou diminuées sans dépasser la li-
gue au-delà de laquelle il n'y a que des maladies ; et que l'on est d'autant plus exposé
à des altérations morbides, qu'elles s'éloi-
gnent davantage du centre de leur cercle. Il
n'y a qu'une quantité donnée de sons nets
pour la voix et pour l'oreille, de couleurs
pour la vue, de saveurs pour le goût, d'actes pour chaque organe et même pour tout
le corps ; au-delà, tout est désordonné ou impossible. La santé s'infirme donc toutes les
fois que des excès quelconques altèrent son
harmonie, en éloignant les forces vitales du
milieu dans lequel on doit les exercer ; et
voilà pourquoi la modération est si nécessaire dans l'usage des moyens qui augmentent
ou diminuent l'activité des organes. Le vrai

---

(1) Le centre de gravité est marqué par une ligne perpendicu-
laire à la base du corps dans la station. La base de la sustenta-
tion est facile à déterminer.

sage est celui qui sait se modérer, et qui se conforme à la règle prescrite.

Tout est ordonné dans la nature. Elle rassemble, lie et compose sans cesse. Ses irrégularités elles-mêmes ne sont qu'un effet de l'art, qu'un ordre moins parfait. Ce qu'on y appelle décomposition n'est que le passage d'un ordre à un autre. La science n'a donc pour but que de conserver le meilleur ordre possible; et c'est à cela que nous visons tous. Le choix n'est pas douteux entre le bien et le mal, la perfection et l'imperfection: c'est toujours le mieux que l'on désire et que l'on cherche. Le régime bien combiné, est-il autre chose qu'une règle qui consolide la santé dans le l'état le plus favorable ?

Déterminer le mode d'alimentation, ce n'est, en effet, qu'assurer de bonnes digestions par la sobriété dans les repas, et sur-tout par l'abstinence qui les précède. Ces deux conditions sont tellement essentielles, qu'avec de bons alimens, mais qui sont pris sans mesure, la santé se soutient mal, s'altère et se perd; tandis qu'avec des alimens grossiers, et même en petite quantité, on la conserve facilement, pourvu que les repas soient bien

réglés. En veut-on la preuve? Que l'on com-
pare le régime relâché des gens du monde ,
avec celui des communautés religieuses, ou autres. On verra bientôt que dans ces dernières,
les adultes, les enfans même , dont la croissance paraît exiger une nourriture plus sub-
stancielle, jouissent d'une plus belle santé que
dans la maison paternelle, où , par une com-
plaisance mal entendue, on leur permet de
prendre des alimens plus succulens , et de
varier l'heure ordinaire des repas. Faites le
bien dans l'ordre, et mettez l'ordre en tout.

Les alimens ont une action directe sur les
organes digestifs ; mais cette action diffère
selon les principes dont ils se composent.
Toutes les substances alimentaires sont déna-
turées par le travail de la digestion. Il n'en
est aucune qui puisse être immédiatement assimilée : elles servent à une combinaison nouvelle qui nourrit le corps et toutes ses parties
constituantes. Ainsi la première condition d'un
aliment quelconque est d'être d'une facile décomposition, c'est-à-dire, selon le célèbre
Lorry , soluble dans l'eau, altérable , putrescible ou fermentescible. *Humiditas* , dit Hip-

pocrate, *alimenti vehiculum*. On observe
tous les jours que les fruits rouges, les racines aqueuses, les poissons tendres, les viandes blanches, etc., se digèrent beaucoup mieux
et plus vîte que les viandes noires, le poisson
fibreux, compacte, les fruits secs, les semences farineuses, etc.

La deuxième condition des alimens consiste à fournir les principes les plus propres
à la formation du chyle. Au premier
rang, on a cru devoir mettre les substances
féculentes, la gélatine animale, etc. Les
anciens ont admis l'existence d'un aliment
proprement dit. C'est la partie de l'aliment qui nourrit, ou, selon Galien, qui est
assimilée. Ils divisent ensuite les alimens selon leurs espèces : d'où il suit que, comme
nous le verrons, il y a des principes qui ne
nourrissent pas. Du reste, on s'accorde assez
généralement sur la nature de cet aliment.
Le blé, le gland, les légumes secs, les marrons, les pommes de terre, le poisson, les
viandes, en sont abondamment pourvus, et
les plantes oléracées, les fruits aqueux, etc.,
en contiennent très-peu.

Cependant on a objecté contre cette théorie, 1.º que la diversité des tissus organiques doit exiger des principes différens dans les substances nutritives ; 2.º que toutes les parties des alimens sont décomposées dans la digestion ; d'où l'on conclut qu'elles ne sont pas étrangères à la formation du chyle ; 3.º que la matière nutritive, loin d'être unie et simple, offre la même base que l'acide oxalique. (*Encyclop. méth.*, *art.* Aliment.)

Il est certain que toutes les substances nutritives sont plus ou moins altérées, et que le chyle, quoiqu'ayant la consistance muqueuse, n'est pas un corps muqueux simple. Mais il faut convenir en même temps : 1.º que l'état de combinaison où nous voyons ce fluide, n'annonce nullement qu'il renferme des principes analogues à ceux qui constituent les différens tissus des organes ; 2.º que les substances farineuses, les viandes, qui contiennent beaucoup d'aliment proprement dit, sont les plus nourrissantes, et qu'elles ne présentent pas tous les principes que l'on découvre dans les divers tissus de nos organes. Les objections que je viens d'énoncer tombent donc d'elles-mêmes.

Le plus utile des systèmes qu'on a ima-

ginés pour expliquer la transformation des
alimens, ne peut être fondé que sur des hy-
pothèses. La nutrition est une création con-
tinuelle dont nous n'apercevons que les effets
et les conditions, et que vraisemblablement
on ne pénétrera jamais. Si l'on se sert de la
théorie reçue, ce n'est qu'afin de mieux classer les alimens, de se faire une idée plus
exacte de leurs qualités, et de bien connaître
leur emploi.

La troisième condition des alimens est qu'ils
soient sapides; car sans une saveur suffisante,
l'aliment proprement dit ne serait point digéré.

La quatrième condition consiste à ce
qu'ils soient assez divisés par les apprêts ou
par la mastication. La digestion en est d'autant plus difficile qu'ils résistent davantage à
l'action de l'estomac et à la décomposition
qu'ils doivent subir dans ce viscère. « Quand
on dévore ce qu'on mange, » dit Celse, « il
est impossible de n'en être pas puni par des
crudités et des vents. »

Parmi les espèces d'alimens on distingue les
suivantes: ils sont pesans ou légers, froids
ou chauds, secs ou humides, fibreux ou mu-

cilagineux, albumineux ; acides ou alcalins ;
doux ou amers, aromatiques ou salés, âcres ;
gras ou maigres, etc. Ces qualités dominantes sont relatives à la nature des substances
alimentaires considérées en elles-mêmes, ou
à leur action sur l'économie animale. Ainsi
que l'on choisisse un fruit, ou une racine,
une plante, une viande, un poisson, ou
quelqu'une de leurs parties, l'on y verra
toujours dominer telle ou telle de ces qualités. La groseille est acide par sa nature, et
rafraichissante par ses rapports avec le corps
en santé : de même la pomme de terre est fade
et nourrissante, la châtaigne fade et pesante ;
le beurre est gras et indigeste, les haricots
sont fades, nourrissans et secs, etc., etc.

Je ne parlerai point ici des assaisonnemens
et des boissons, il en sera question plus loin
et nous les examinerons avec plus de dé-
tail. Je ferai seulement remarquer que les
boissons contribuent autant à la nutrition
que les alimens, puisque des plantes peuvent
se développer et croître par le seul concours
de l'eau et de l'air ; que des personnes qui
prennent très-peu d'alimens se soutiennent long-temps par les boissons ; et que

les alimens eux-mêmes doivent être humides.

Quand on a pris une juste idée du besoin et des moyens de le satisfaire, il n'est pas difficile de s'élever aux règles de la sobriété ou de la tempérance. Car, s'il faut se nourrir, s'il est dangereux de prendre trop ou trop peu d'alimens, d'exalter ou d'abattre les forces digestives, de choisir une nourriture trop variée ou trop uniforme ; qui ne sentira la nécessité de proportionner les alimens au besoin ; de ne pas surcharger l'estomac ; de prendre ses repas à des distances assez éloignées pour que les premières voies soient libres ; de sortir de table avec appétit pour s'assurer que le goût n'est pas saturé ; de se priver de temps en temps de tel ou tel aliment, ou même de toute nourriture pour laisser achever l'assimilation du chyle et l'élimination des mauvais sucs ? Le principe posé, ses conséquences sont naturelles et faciles à tirer : il faut être sobre et varier la nourriture dans la quantité qu'on en prend, comme dans sa qualité.

Des effets de l'Abstinence.

Il y a peu de personnes qui connaissent tout le prix de l'abstinence des alimens : on n'y voit guère que la douleur de la privation et son influence sur le moral. Ses effets physiques échappent à la multitude, et les gens de l'art ne les jugent pas toujours d'après un mûr examen.

Il est cependant vrai de dire que cette abstinence n'a presque jamais trouvé d'opposition formelle parmi ces derniers. S'ils n'ont pas toujours applaudi aux pratiques de l'Eglise, c'est qu'ils n'en avaient pas connu toute l'importance ; d'ailleurs, ils ne se sont réellement élevés que contre des abus. *Rarior et exquisitus victus periculosum magis, quàm paulo plenior*, dit Hippocrate ; mais il ajoute : *quia dilecta graviùs ferunt.* Il n'entend donc parler que des erreurs de régime, soit dans les maladies, soit dans l'état sain. Or, la règle à laquelle on a soumis les privations, se concilie trop bien avec la santé pour être comprise dans le sens de l'aphorisme du Père de la médecine. Elle est aussi éloignée d'une abstinence extrême ou nuisible, que de l'intempérance, dont les excès sont malheureusement plus communs qu'on ne le croit.

Nous ne sommes plus dans les temps des abstinences volontaires. Un zèle ardent a pu exalter de vrais chrétiens, qui, profitant des bienfaits de l'habitude, sont parvenus, non sans quelques souffrances, mais dans des vues très-louables, à supporter la vie la plus austère. Des philosophes même ont cru devoir se réduire à une nourriture très-exiguë, et j'ai fait observer qu'ils étaient particulièrement mus par des vues d'hygiène privée ou publique. Une longue habitude de prendre plus d'alimens que la nature n'en exigeait alors, et qu'elle n'en exigerait encore si l'on s'en rapprochait davantage, a nécessité des abstinences moins rigoureuses. Il a été permis de manger des viandes ; celles qui sont les plus saines nous ont été désignées dans la loi écrite ; on possède les épices de l'Inde ; l'homme trouve sur la terre plus de ressources que jamais : il ne s'agit que d'en user avec sobriété et de s'en priver à propos, afin qu'elles ne deviennent pas dangereuses.

La religion condamne donc généralement les abstinences volontaires, parce qu'elles ne seraient pas en rapport avec nos besoins, et que d'ailleurs elles pourraient exciter les passions qu'elle veut réprimer. Si elle permet par fois un régime austère, c'est avec connaissance de cause; c'est-à-dire, à des personnes qui ont le désir sincère de se rapprocher de la nature primitive de l'homme, pour en avoir les jouissances; ou à ceux qui s'y accoutument par gradation, et dont la constitution est telle, que ce régime leur est plus approprié qu'aucun autre. Il serait très-heureux, sans doute, que profitant des lumières de notre siècle, tous les peuples prissent la ferme résolution de perdre leurs mauvaises habitudes, leurs goûts dépravés et leurs vices, et que des mœurs plus douces, fruit d'un meilleur régime, leur procurassent le vrai bonheur. Alors les privations qui coûtent tant aujourd'hui, deviendront tellement faciles, qu'on s'estimerait de pouvoir s'y conformer exactement, comme on aime maintenant à sortir de table avec appétit, pour ne pas épuiser les forces digestives. En attendant ce retour salutaire, la religion n'exige que de légers efforts qui tendent, par des privations réglées, à consolider la santé, à fortifier la raison, et à prévenir les maladies.

C'est vraisemblablement pour n'avoir pas assez apprécié le bienfait de l'abstinence, qu'on a tant de peine à nous tenir compte des salutaires effets de la diète bien ordonnée, dans le traitement des maladies. Les gens du monde, quoique très-éclairés d'ailleurs, ignorent presque tous que le régime est le premier des moyens curatifs, qu'il ne violente point la nature comme les médicamens auxquels on met beaucoup trop de confiance ; que sans lui ceux-ci seraient fréquemment pernicieux ; et que, d'après Hippocrate, le médecin le plus habile est celui qui guérit par le régime.

Je l'ai déjà dit, l'abstinence est à la santé ce que la diète est à la maladie : prescrites avec la mesure convenable, elles favorisent également le travail de la nature, et servent puissamment au rétablissement de l'harmonie vitale, l'une dans l'état sain, l'autre dans l'état morbide. Qui ne sait que le régime est le grand remède des affections chroniques ? Si nous prouvons que la réplétion des vaisseaux et l'exaltation des forces sont les causes les plus communes des maladies, ne concevra-t-on pas que l'abstinence, modifiée selon le besoin, doit en être le principal correctif ?

On le sent très-bien dans le monde cultivé par une bonne éducation. Je le sais : mais quand les sens parlent plus haut que la conscience, le devoir n'est que trop souvent sacrifié à des plaisirs illicites, comme la santé à des caprices. Vainement les philosophes ont écrit contre l'intempérance et recommandé les privations qu'ils observaient eux-mêmes. Que pouvait obtenir des peuples une philosophie trop indulgente pour les passions, et qui s'ôte ainsi les moyens d'en arrêter les débordemens ? L'enthousiasme des disciples n'a pas été de longue durée, parce que la doctrine qu'on leur enseignait ne se trouvait pas toujours d'accord avec la nature. La sobriété, la vie végétale, et quelques privations d'alimens, ne suffiraient pas pour assurer l'état de santé, même avec le concours de l'exercice.

Il n'appartenait donc qu'aux religions d'opérer le prodige de l'obéissance éclairée, en faisant de l'abstinence une de leurs pratiques les plus essentielles. Si les préceptes hygiéniques n'y sont pas toujours bien établis, c'est qu'elles n'offrent pas toutes le même degré de perfection, et que la religion catholique paraît évidemment supérieure aux autres.

Les Juifs eux-mêmes, bien qu'ils eussent reçu la loi écrite, n'observaient pas encore une abstinence généralement avouée par l'hygiène. Aux principes que Moïse leur avait donnés, ils auraient dû ajouter ce que le législateur suprême attendait de la sagesse humaine, c'est-à-dire, la culture des sciences et la pratique des vertus. Loin de là, ils retombèrent dans leurs premières erreurs. Plus ils furent intempérans, plus ils devinrent malheureux, car de ce déréglement on passe rapidement à tous les autres. Leurs abstinences étaient par fois trop longues ou fréquentes. Or, comme le dit Sanctorius, « les jeûnes inusités rendent le corps trop léger ; et trop souvent réitérés, ils altèrent la santé. »

En précisant l'observation du jeûne et du

maigre, la religion catholique ne laisse rien à désirer sur les généralités qu'elle donne à ce sujet, tant elle est vraie, naturelle, pure et divine. L'hygiène en confirme les pratiques par les raisons les plus solides, les déduit des faits les plus constans, et vient à l'appui de l'axiôme si connu : *se priver, c'est jouir*. Quelle différence, en effet, entre le sentiment du bien que l'on éprouve en se privant pour éviter un mal, et le sentiment des jouissances présentes qu'empoisonne l'idée des suites funestes qu'elles doivent avoir ! Y aurait-il le moindre doute sur le parti que doit prendre un homme juste, consciencieux et réfléchi !

L'abstinence dont nous allons envisager les effets consiste à se priver de quelque aliment ou d'une certaine quantité d'aliment, ou de tout aliment dans l'acception donnée à ce mot. Ainsi, selon l'Eglise, l'abstinence est seulement la privation des viandes; le jeûne comprend cette dernière, et de plus la privation du déjeûner, la diminution des alimens pris à dîner, et la collation; enfin le carême est un jeûne de 46 jours consécutifs, à l'exception du dimanche, qui n'exige que le

maigre. Mais pour qu'elle soit fructueuse,
il ne s'agit pas de la prescrire vaguement.
On n'atteindrait point ainsi le but qu'on se
propose. Elle doit être motivée sur des faits,
et déterminée dans toutes ses modifications.
L'état de l'individu, la marche de la nature,
la qualité des alimens, leur quantité, tout y
est calculé avec une sévère exactitude.

Son objet principal est de laisser à la nature
le temps d'élaborer les substances nutritives,
tant pour la digestion que pour l'assimilation.
Ces deux fonctions peuvent être lentes, incomplètes ; et si l'on n'y prend garde, des sucs
mal élaborés ou trop abondans surchargent
les organes après une série de mauvaises digestions, et causent des maladies plus ou moins
graves, selon la disposition où le corps se
trouve. C'est alors le cas de faire diète, ou
d'observer l'abstinence. Or, ces cas se rencontrent tous les jours plus ou moins ; et tout
le monde peut s'en convaincre en voyant le
nombre des causes qui altèrent habituelle-
ment les digestions, et combien il est difficile de se soustraire à leur influence. A un
mal continuel, il fallait donc un correctif
souvent réitéré.

En conséquence, on ordonne d'abord de se priver, au moins pendant une heure avant chaque repas, lorsque l'appétit se manifeste sur la fin de la digestion, pour attendre que celle-ci soit terminée. Cette condition est tellement absolue, que si le repas est pris trop tôt, la digestion qui n'est point achevée sera nécessairement interrompue, tandis qu'elle dérangera celle qui la suit. En se privant ainsi de tout aliment, on aiguise l'appétit, on conserve les forces vitales, et l'on évite de fréquentes indispositions. Cette abstinence que l'hygiène seule commande, est celle de chaque jour et la plus essentielle de toutes. C'est sur-tout pour obliger les hommes à la pratiquer, qu'on a réglé l'heure des repas.

On se propose en outre par l'abstinence, de ranimer le besoin, le goût et toutes les forces digestives. Une activité trop grande ou trop soutenue, ou irrégulière, les altérerait infailliblement. L'action et le repas sont également nécessaires aux organes de relation; il faut les alterner, afin d'en maintenir l'équilibre. Il résulte de là deux vérités très-peu connues des gens du monde, et qui méritent cependant toute leur attention : l'une qu'on

se fortifie par la privation ; l'autre que les
toniques dont on se sert pour relever les
forces, ne tendent par l'abus qu'on en fait,
qu'à les épuiser et à débiliter le système entier. L'erreur du vulgaire sur les stimulans
vient de ce qu'on imagine qu'ils donnent des
forces, tandis qu'ils ne font que les exciter.
Elle disparaîtra pour tous ceux qui voudront
voir sans préventions les phénomènes de la
vie. Ils s'apercevront bientôt, et se con-
vaincront ensuite, comme nous, que la nature a seule le pouvoir de produire le sentiment et les mouvemens vitaux ; qu'on ne
fait que les entretenir en les excitant lorsqu'il y a de la faiblesse, et en les diminuant
lorsqu'ils sont en excès ; enfin que le meilleur moyen de les augmenter quand l'irritation domine, ce qui est le plus ordinaire,
est de cesser l'usage des stimulans. Demande-
ra-t-on comment les toniques, ou échauffans,
épuisent les forces vitales ? Je répondrai
qu'en excitant jusqu'à produire l'irritation,
ils concentrent les forces sur un seul organe, s'opposent à l'activité des autres fonctions, altèrent l'harmonie générale, et amè-
nent l'abattement ou l'une des faiblesses

les plus profondes. Telle est celle qui résulte de l'irritation causée par l'abus des boissons spiritueuses, des alimens très-âcres, aromatiques, etc.

A l'abstinence que l'hygiène prescrit avant les repas, il faut ajouter celles que la religion ordonne, et qui comprennent le jeûne et le maigre: on réunira ainsi toutes les privations d'alimens qu'il est possible de comprendre dans une règle générale. Je ne parle pas des différentes substances qui deviennent indigestes par la disposition particulière de l'individu, et dont il faut s'abstenir. Ceci est accidentel, nous y reviendrons en son lieu.

On pense bien que les effets de l'abstinence doivent varier selon les différences qu'elle présente, et l'état physique et moral de celui qui les pratique. Ainsi la privation du matin est la plus efficace, puisqu'elle sert à compléter la digestion des repas de la veille, quand celle-ci a été trop tardive; et à terminer l'assimilation des humeurs, lorsqu'elles sont en excès. On se passerait plus difficilement du dîné, que du déjeûné. Depuis que les hommes sont habitués à manger beaucoup, ce repas a dû être un peu plus copieux, d'autant que la collation est très-légère : il fallait soutenir le corps pour pouvoir vaquer aux affaires. Quand on a dîné légèrement, entre onze heures et midi, la collation est indispensable ; mais on doit s'en passer lorsqu'on dîne plus tard. Dans ce dernier cas, les anciens accoutumés à ne faire qu'un repas par jour, le réduisaient à très-peu d'alimens. Chez les moines il était même nul ; ils en employaient le temps à entendre une lecture pieuse, et le lecteur avait seul la permission de prendre du pain et de l'eau. C'est de leur réunion à cet effet, qu'est dérivé le mot *collation*. Il y a loin de ce genre de vie à celui de nos jours ; mais autant il convenait à des hommes livrés à l'étude, à la pratique des austérités, et faisant peu d'exercice, autant il serait contraire à ceux qui fatiguent beaucoup, dont les déperditions sont plus grandes, et qui sont accoutumés à faire plusieurs repas.

On sait que notre collation consiste à prendre quelques légumes, de la salade, des fruits crus ou cuits, et du fromage, le tout en quantité suffisante pour soutenir légèrement. Cette nourriture est nécessaire pour que la faiblesse n'altère pas le sommeil, mais on ne pourrait en augmenter la quantité sans rendre l'abstinence moins fructueuse.

Le carême étant beaucoup plus long que les autres jeûnes, exige une privation soutenue du déjeûné, des viandes, et la diminution des alimens pris aux autres repas. C'est que, comme nous le verrons, il satisfait au besoin de réparer les altérations qui résultent des erreurs de régime commises dans le cours de l'année, et que les autres jeûnes n'ont pu détruire ; tandis que l'influence du printemps en réclame d'ailleurs toute l'étendue et la sévérité.

Enfin, le maigre que l'on observe dans les jours de jeûne, se rencontre en outre deux jours consécutifs de la semaine, pour rompre l'habitude du gras, qui tend à émousser le goût et le besoin.

Demanderait-on pourquoi l'abstinence du maigre n'est pas prescrite comme celle des viandes ? La raison en est simple. Les végétaux et le poisson nourrissent en général très-peu : comme ils sont moins agréables, on n'en use guère avec excès ; et puisqu'ils exposent rarement à l'intempérance, ils ne devaient pas être compris dans la règle. On est au contraire obligé de l'ordonner, afin que l'usage prolongé des viandes n'altère pas les forces digestives, et parce qu'il est très-approprié à la nature de l'homme.

Les peuples qui vivent de végétaux et de poissons, n'ont pas à observer la privation des viandes ; mais ils ne sauraient se passer du jeûne dans toute l'acception de ce mot, car, je le répète, la frugalité la plus grande ne suffit point pour conserver la santé. La base du régime, c'est l'abstinence.

Quant aux hommes qui font usage des viandes, l'abstinence de cette nourriture leur est d'autant plus nécessaire qu'ils en prennent davantage, et qu'ils sont plus éloignés de la loi naturelle. Presque toujours surchargés de substance alimentaire, les organes souffrent, n'agissent qu'avec peine, et sont sujets à des lésions fréquentes. Si la privation ne les délivre de ce fardeau, la vie succombe avant le temps.

Par la même raison, les personnes qui mangent avec excès et qui font peu d'exercice, ont plus besoin d'abstinence que les autres : malheureusement elles la supportent moins bien. L'habitude les a tellement corrompues, qu'il faut la combattre par gradation, afin d'arriver au point où les privations ordinaires ne violentent pas. Cette précaution est nécessaire pour éviter les altérations de la santé qui résulteraient d'une abstinence relativement trop longue.

L'habitude de manger peu rend au contraire les privations plus faciles : elles ont moins de prise sur le besoin qui n'est pas pressant. Ainsi, accoutumé à une nourriture exiguë, le corps s'en accommode, et l'on voit des personnes, contraintes d'ailleurs à ce régime, prendre de l'embonpoint. Toutefois, la proportion entre les alimens et les facultés digestives est assez incertaine pour qu'on soit souvent obligé de la rétablir et de recourir pour cela à l'abstinence, excepté que la disette, ou une nourriture trop peu substantielle en soit la cause. On agira dans la vue de rompre cette habitude, si aucun motif ne force d'ailleurs à la respecter comme une seconde nature. Cet effet de l'abstinence concorde très-bien avec ceux dont j'ai déja parlé.

Lorsqu'une personne s'est habituée à prendre moins de nourriture qu'il ne lui en faut, on augmente peu-à-peu les alimens, sans négliger cependant les abstinences régulières.

On ne traitera pas l'idiosyncrasie comme l'habitude. C'est une disposition originaire, identifiée avec la constitution, et qu'on ne peut détruire entièrement, quand l'expérience l'a mise au jour. Le dégoût, les bizarreries de l'appétit, de la soif, ne se perdent qu'en partie lorsqu'ils tiennent à cette cause : on ne peut que les modifier en les rapprochant de la santé la plus parfaite.

L'abstinence réglée n'agit qu'en raison du besoin : s'il est très-prononcé, elle sera plus efficace, pourvu qu'elle n'excède pas la privation nécessaire ; s'il l'est peu, elle ne suffira point : l'hygiène doit suppléer ce qui manquera.

Les fortes constitutions résistent davantage à l'abstinence que les faibles, et s'accommodent mieux du maigre.

Les tempéramens sanguin, bilieux et phlegmatique, l'observent plus facilement que les mélancoliques. Le premier, à raison de son énergie vitale ; le troisième, parce qu'il en a très-peu, et qu'il est presque toujours surchargé de fluides lymphatiques ;

le bilieux, à cause de sa force musculaire.
Quant au mélancolique ou nerveux, il est
faible et trop impressionnable ; ses besoins
sont plus pressans et plus souvent renouve-
lés : il a plus de peine à suivre la règle.

Les femmes, dont la constitution est généralement délicate, soutiennent moins la privation des alimens que les hommes.

Chez les enfans, on insistera peu sur cette
privation, afin de ne pas nuire à la nutrition, qui est considérable durant la croissance. Mais c'est une erreur de croire qu'on
peut donner des alimens aux enfans toutes
les fois qu'ils en demandent. Les repas doivent être réglés, même chez les nourrissons,
de manière que l'appétit annonce évidemment la fin de la digestion. Au reste, la ré-
ligion n'exige le jeûne qu'à l'âge de vingt-
un ans, époque où la croissance est ordinairement terminée. Quant au maigre, il est
bon d'en faire pratiquer le précepte dès la
septième année, parce que l'enfant souffri-
rait d'un usage trop prolongé des viandes.
Dans la vieillesse, les privations deviennent
plus utiles, parce que les besoins diminuent,
et qu'il y a moins de force digestive. Les

vieillards, faibles de corps et d'âme, digèrent lentement, assimilent peu ; et malheureusement ils conservent plus de désirs que de vrais besoins. L'abstinence rétablit d'abord l'harmonie des forces vitales ; après quoi ils la supportent facilement.

Dans les infirmités commençantes la privation des alimens est plus ou moins favorable, selon leur nature. On y portera une attention particulière, sur-tout si elles ont leur siège dans les organes digestifs.

Les hommes livrés à des travaux pénibles digèrent mieux et plus facilement, supportent moins bien le jeûne, et n'en ont pas un aussi grand besoin, parce que leurs repas sont réglés. Mais la mauvaise qualité des alimens et des boissons, les excès qu'ils font les jours de repos, causent des altérations que l'abstinence seule peut détruire.

Le citadin que l'opulence retient dans la mollesse et l'oisiveté, digère presque toujours mal, non-seulement à cause de l'inaction, mais encore par suite de l'intempérance à laquelle il se livre par sensualité. D'un côté, l'abus des alimens les plus agréables et souvent les plus indigestes ; de l'autre, l'excès

des plaisirs, qui ruinent les forces ; tout
concourt chez lui à jeter le désordre dans les
fonctions de l'estomac et dans la nutrition en
général ; d'où dérivent tant de maladies, que
l'on rencontre rarement dans la classe des
hommes sobres et laborieux. Or, plus il s'é-
loigne de la loi naturelle, plus il faut insister
sur les moyens de réprimer ses funestes penchans. L'abstinence est donc plus nécessaire pour lui que pour les autres. Des riches se conservent-ils sans observer rigoureu-
sement cette pratique? c'est qu'ils évitent avec
grand soin toutes les impressions violentes, et
qu'ils vivent sobrement ; encore jouiraient-
ils plus complètement et plus long-temps de
leurs forces, s'ils profitaient du bienfait des
privations régulières.

Les pays chauds exigent plus d'abstinence
que le nord. Les chaleurs affaiblissent le corps
qui, dans cet état, digère moins bien les
viandes et toutes les substances très-nutri-
tives. Dans les pays froids, la végétation
étant insuffisante, les habitans se nourrissent
communément de viandes à demi-cuites,
salées ; de fromage et de racines : ils ont plus
de force pour les digérer ; mais ces alimens

sont grossiers ; ils en abusent, ainsi que des liqueurs fortes. Il leur faut donc aussi des privations pour rétablir l'harmonie vitale et les fonctions de l'estomac.

L'abstinence est plus indiquée dans les températures humides ou variables, que dans les temps secs et fixes.

Lorsque les ardeurs de l'été débilitent le corps, il est bon de s'abstenir des alimens très-nutritifs que l'on digérerait en hiver. On est en effet naturellement porté à l'usage des fruits aqueux, acidules, sucrés ; des végétaux frais, qui contiennent peu de substance alimentaire et qui rafraîchissent. Les frimats nous privent-ils de cette nourriture végétale ? on n'a plus à manger que des viandes et des farineux. Il faut encore que l'abstinence arrête la digestion, afin que tout le chyle qu'elle fournit puisse être assimilé. Au printemps, le retour de la chaleur, en revivifiant la nature entière, donne une nouvelle énergie à l'excitation que le froid avait déjà provoquée. Le besoin, l'appétit, le goût, sont ranimés. On doit alors se méfier d'autant plus des désirs, qu'ils tiennent de l'exaltation générale ; qu'il se fait une sorte d'épuration des humeurs; et qu'en prenant des alimens comme à l'ordinaire, on s'exposerait à des digestions laborieuses, à déranger l'assimilation et à jeter le trouble dans l'économie. Si l'appétit nous trompe, l'expérience nous apprend qu'il serait dangereux de le satisfaire; elle indique, au contraire, la privation des substances trop nourrissantes, et de quelques repas. Nous verrons bientôt, en parlant du carême, les autres motifs qui rendent l'abstinence plus nécessaire dans cette saison.

Si j'en excepte l'époque de l'équinoxe, dont l'influence est très-marquée sur la santé, soit à cause de la transition du chaud au froid, soit à raison des vicissitudes de l'atmosphère, qui troublent et diminuent les forces vitales, l'automne est la saison durant laquelle on doit moins insister sur l'abstinence régulière; car les hommes sont alors portés à préférer les fruits et les végétaux, qui contiennent peu d'aliment proprement dit, et qui sont très-abondans.

Enfin, relativement au sol, l'abstinence vient encore à notre secours, puisqu'on est réduit aux productions qu'il offre. Que de souffrances ne faudrait-il pas endurer, si l'on n'avait la faculté de supporter la privation des alimens qu'il ne produit pas, et qu'on ne peut se procurer d'ailleurs ! Mais, indépendamment de cet avantage, qui ne résulte qu'indirectement de la règle générale, l'abstinence agit selon la nature du sol. L'homme qui habite un pays fertile, élevé, sec, situé à l'est ou au midi, et une maison saine, placée dans la campagne, est plus vigoureux et supporte bien la privation des viandes. Au contraire, dans les pays bas, aquatiques, marécageux, situés au nord ou au sud-ouest, il est débile, phlegmatique, avec surabondance de fluides blancs. Les Anglais, les Hollandais, qui vivent dans une atmosphère nébuleux, diffèrent beaucoup par cela seul des habitans du nord, du midi et des pays secs. Bien qu'ils aient combattu les effets du climat et du sol par l'usage des épices, des aromates, des liqueurs alcooliques, des viandes rôties et peu cuites, etc.: leur constitution physique est presque toute factice, et le besoin de se fortifier les a conduits à l'abus des fortifians.

Cette intempérance était presque inévitable chez des peuples dont la religion prescrit trop peu de privations. L'habitude en atténue sans doute les mauvais effets ; mais dans les villes on n'en souffre guère moins. Ces excès perpétuent les vices héréditaires des humeurs, produisent la goutte, les rhumatismes, le spleen, les scrophules, etc. La classe ouvrière, plus sobre par nécessité, plus forte par le travail, et plus heureuse par les mœurs, se conserve mieux, et répare ainsi dans les campagnes les pertes que l'opulent fait dans les grandes cités, où la dépravation cause tant de ravages. Toutefois on chercherait vainement, parmi eux, le sang de nos habitans du midi, la force des Espagnols, la complexion des septentrionaux. La jeunesse n'y brille qu'un instant. S'ils n'emploient pas des excitans, ils tombent dans l'apathie; s'ils en abusent, ils restent accablés de maux de nerfs : mais toujours leur vieillesse est-elle généralement prématurée.

En indiquant les différens états de l'homme, dans lesquels l'abstinence est plus ou moins utile, je n'ai eu pour objet que de dire comment chacun doit modifier le maigre selon ses forces. Elle est, je le répète, indispensable dans tous les temps et dans tous les pays, quels que soient le tempérament, les habitudes, le rang, la fortune, la profession de l'individu, le climat, la saison, etc. Malheur à celui qui ne l'observe pas ! J'ai fait voir qu'elle est plus nécessaire aux hommes qui digèrent et assimilent mal, c'est-à-dire, au plus grand nombre, et précisément à ceux qui sont les moins portés à la sobriété. La connaissance des divers effets des privations ne doit servir qu'à mieux déterminer les cas d'exception qui se présenteront dans l'application de la règle. Je reviendrai plus loin sur ces exceptions. Examinons d'abord les différens modes d'abstinence.

Du Jeûne.

Le jeûne n'est pas d'institution moderne : son origine remonte aux siècles les plus reculés. Les Hébreux, le plus ancien des peuples, l'observaient toute l'année, puisqu'ils se bornaient à un seul repas dans les vingt-quatre heures, et qu'ils ne le prenaient qu'après avoir travaillé (1). Les Egyptiens, les Grecs, et sur-tout les Lacédémoniens, exerçaient leurs enfans au jeûne pour les fortifier. L'esprit et le courage, disaient-ils, se trouvent rarement dans un corps gras. Ils pensaient aussi que ce n'était qu'à force de jeûne, et de frugalité, qu'on devient fort, sain et vigoureux. Comme les Hébreux, et peut être en les imitant, les payens se disposaient par le jeûne à la célébration des fêtes ; ils se privaient de viande et de vin. Celle de Cérès exigeait un jeûne de dix jours et une continence parfaite : aussi l'appelait-on, *castum Cereris*. Les femmes y renchérissaient sur l'abstinence, et poussaient la mortification jusqu'à coucher sur la dure. Si nous remontons plus haut, nous voyons que les Assyriens, l'un des plus anciens peuples du monde, faisaient jeûner les hommes et les animaux, tant la superstition peut égarer l'esprit humain.

L'usage des jeûnes constamment établi dans la plupart des grands empires et des républiques, en prouverait seul la nécessité, si

____

(1) *Fleury*, Mœurs des Israélites.

des faits qui se passent tous les jours sous nos yeux, ne la rendait encore plus palpable. Les peuples les plus célèbres l'ont si universellement observé, qu'il faut le reconnaître pour un des moyens les plus propres à contenir la nature dans ses limites. *Jejunium*, dit S. Chrysostôme, *est vitiorum mors, vita virtutum, pax corporis, membrorum decus, ornamentum vitæ, robur mentium, vigor animarum, castitatis murus, pudicitiæ propugnaculum.* On sait que les Brachmanes de l'Inde font de la sobriété et du jeûne un remède à tous les maux ; ce qui prouve au moins qu'il est très-utile à la guérison du plus grand nombre.

Mais, comme j'espère le démontrer, tous les avantages réunis du jeûne regulier ne se trouvent réellement que dans celui de l'Eglise. Chez les Payens, les abstinences n'avaient pour principe que le sentiment qui soumet l'homme à la puissance infinie du Créateur. On ne les prescrivait guère que pour mettre un frein aux passions et pour obtenir le miracle de l'obéissance. Aussi étaient-elles peu mesurées et souvent extrêmes. Les Juifs même n'avaient qu'un jeûne annuel ; du moins on n'en trouve pas d'autre dans l'Ancien Testament. Lorsque les peuples n'ont pas assez d'abstinences réglées, ils sont portés à les multiplier volontairement, et les besoins moraux les entraînent souvent au - delà des proportions qu'exigeraient les besoins physiques.

Il est vrai que le jeûne était plus nécessaire dans ces premiers temps de corruption, où l'on avait à détruire les altérations profondes que l'abus des viandes venait de causer ; celles d'aujourd'hui sont plus légères, et je crois que les peuples dans leurs habitudes actuelles, reprendraient difficilement le régime sévère des anciens. Toutefois les privations intempestives fatiguent trop le corps et l'âme : les personnes délicates souffrent d'un jeûne mal entendu ; le nombre de celles qui peuvent le supporter étant très-petit, cette règle générale serait plus ou moins défectueuse.

Ce n'était donc pas assez d'avoir senti la nécessité de prendre moins de viandes, et de les mêler avec des substances végétales. La sobriété, recommandée avec tant de raison par les philosophes, doit être sans doute la première des abstinences, comme elle est la première règle du régime alimentaire. Aristote conseille à ceux qui veulent jouir d'une bonne santé de manger peu et de travailler beaucoup. Platon, qui tomba dans l'excès des thérapeutes, trouvait mauvais qu'on fît deux repas dans un jour. *Optima sunt ad sanitatem*, dit Hippocrate, *quæ modicè ingesta sufficiunt, ut et sitis et fames, sint medela* (1) ; et Galien (2) assure que le moyen le plus certain d'arrêter les maladies, c'est d'être si sobre qu'il ne reste jamais de crudités ; mais ces privations ne suffiraient pas.

L'Eglise romaine a été plus loin : après avoir exigé la tempérance, elle a prescrit le jeûne avec une exactitude telle, qu'il ne nous reste qu'à l'expliquer suivant les principes de l'hygiène. *Mater sanitatis est abstinentia*, dit Saint Jérôme. C'est à-peu-près vers le septième siècle que les Conciles s'expliquèrent sur cette pratique, et que l'abstinence en général fut soumise à la règle que nous observons. On ne peut qu'admirer, sur-tout à

---

(1) *De Affectionib.* (2) *De Aliment.*, lib. I.

l'égard du jeûne, la suprême sagesse qui l'a dictée.

Les jours de jeûne, selon l'Eglise, sont des jours de recueillement et de méditation. *Jejunium non solùm perfecta virtus, sed cæterarum virtutum fundamentum et sanctificatio* (1). Il faut que l'abstinence soit générale. *Jejunet oculus, jejunet auris, jejunet lingua, jejunet manus, jejunet stomachus*; l'esprit même ne peut en être exempt : *anima ipsa jejunet à vitiis* (2). On assure ainsi les bons effets de la privation des alimens, en maintenant le *consensus unus*, l'harmonie des forces vitales. Sans ce concours de l'activité régulière de toutes les fonctions, le jeûne agirait trop sur tel ou tel organe, et n'opérerait pas tout le bien qu'on doit en attendre.

On ne fait que deux repas les jours de jeûne : le dîner, qui est plus léger qu'à l'ordinaire, est pris vers midi ; et la collation le soir. Dans le premier, on ne mange point de viande ; et la collation exclut le poisson, le lait et les œufs, etc.

______

(1) Saint-Jérôme, *Apud viring.* (2) Saint-Bernard, *Serm.* 3.

Pourquoi les autres repas sont-ils supprimés ? Pourquoi ceux qui restent sont-ils diminués ? Pourquoi doivent-ils se composer de maigre ? Pourquoi la collation est-elle beaucoup plus légère que le dîner ? Serait-ce tout simplement pour imposer des privations différentes ? Mais on aurait pu choisir d'autres changemens. Serait-ce par un caprice, ou par une détermination vague ? Non, tout est calculé dans cette abstinence d'après les vues les plus salutaires.

Le principal objet du jeûne étant de seconder le travail de la nature occupée à terminer la digestion et l'assimilation des sucs alimentaires, la privation totale devait porter sur le déjeûner et sur le goûter, pour les personnes qui font quatre repas ; et sur le déjeûner seulement pour celles qui n'en prennent que trois. On a vu que la matinée était particulièrement nécessaire à ce travail, afin que les humeurs fussent mieux élaborées, les sécrétions et les excrétions plus faciles, les organes débarrassés par-là de leur surcharge, la faim et le goût aiguisés, et que le corps et l'âme pussent acquérir une force et une liberté réellement plus grandes. En eût-il été de même si l'on avait supprimé le dîner ou la collation? Dans le premier cas, le déjeûner se serait trouvé trop près de la collation, et n'aurait pas assez soutenu les forces digestives durant la journée. Dans le second, l'intervalle du dîner au déjeûner du lendemain aurait été trop long, à moins qu'on eût pris plus de nourriture, ce qui offrirait un autre inconvénient. Au lieu de se faire pendant la nuit ou dans la matinée suivante, la digestion du dîner serait terminée dès le soir, et le corps affaibli ne permettrait ni un bon sommeil, ni une assimilation parfaite.

La collation et le dîner sont donc restés; et l'on voit que l'exercice de la matinée doit faciliter l'élimination des fluides viciés; que le repas du soir soutient l'estomac sans le fatiguer; que le dîner est assez copieux pour nourrir dans les jours de jeûne; enfin que ce régime a sur-tout l'effet de rompre l'habitude par la diminution des alimens et par la suppression du déjeûner. Quant au maigre, j'en ai déjà fait sentir l'importance, et l'on pourra mieux encore s'en convaincre dans la suite.

Plus nous avançons et plus la concordance entre les préceptes de l'Eglise et la loi naturelle, qui prend son essence dans les vrais besoins de l'homme, devient palpable. Trouverait-on rien de plus propre à maintenir la santé, à prévenir les maladies, à fortifier l'esprit et le corps, et à nous ramener à notre condition la plus heureuse, que le jeûne déterminé avec la plus rigoureuse exactitude, dans le nombre et l'heure des repas, le volume et la qualité des alimens, et dans les circonstances physiques et morales qui peuvent concourir au bienfait de cette diète? Personne, je pense, ne contestera que le calme des sens et la paix de l'âme ne soient des conditions requises pour rétablir l'ordre dans les fonctions, lorsqu'on le provoque par la privation des alimens. Les médecins qui connaissent bien le concert des forces vitales, se rendront sans peine à cette vérité; et les gens du monde s'en pénétreront bientôt, s'ils ont quelques notions d'hygiène.

Mais les avantages que présente le jeûne acquièrent le plus haut degré d'évidence, quand on réfléchit sur les motifs d'après lesquels les époques de l'année, où il doit subir des modifications particulières par rapport à la santé, ont été fixées.

A la bien prendre, la privation totale des alimens n'est réelle qu'à dater du moment où l'appétit revient pour le déjeûner, et n'est soutenue que jusqu'au dîner. Celle du dîner à la collation se fait peu sentir, et durant le sommeil il n'y en a point. Mais le jeûne ainsi établi peut se prolonger plusieurs jours de suite. Je n'en donnerai point d'exemples ; ils sont assez communs pour ne laisser aucun doute à ce sujet. L'essentiel est de savoir si cette prolongation est utile à certaines époques de l'année, et quelles sont les limites qu'on doit lui assigner.

Rappelons d'abord quelques faits. Le corps vivant éprouve dans chaque saison des altérations plus ou moins notables. L'équinoxe de septembre, et le passage du chaud au froid jettent le trouble dans l'économie des fonctions, et la vie résiste moins alors à l'action des agens nuisibles ; *mutationes temporum maximè pariunt morbos* (1). Durant l'hiver,

---

(1) Hippocrat. *Aphor.*

le froid sec ou humide, le feu, les excès de
tablé, les boissons échauffantes, le resserrement des pores, causent une excitation et
une masse de fluides, qui seraient à craindre
si on ne les diminuait pas. Au printemps, le
retour d'une douce chaleur, l'effervescence
des humeurs, les alimens secs et chauds auxquels on est réduit, l'équinoxe de mars,
rendent plus pénible le travail par lequel
la nature tend à purifier et à revivifier le
corps entier. L'été et le commencement de
l'automne sont plus favorables à la bonne
santé ; si la chaleur humide diminue le besoin, on a moins d'appétit ; et d'ailleurs la
nourriture est presque entièrement tirée des
fruits, des racines et des plantes aqueuses,
des viandes tendres : or, les substances alimentaires offrent plus de volume que d'aliment proprement dit, en sorte que l'on se
nourrit moins, quoiqu'on mange comme à
l'ordinaire.

Cette influence des saisons sur l'économie
animale est manifeste ; mais elle devient encore plus sensible lorsqu'on la considère dans
ses rapports avec les principales altérations
qu'elle cause. On peut réduire ces dernières

à la faiblesse ou à l'irritation, à l'irrégularité des forces vitales, à l'effervescence des
humeurs et à la surcharge des organes. De là
naissent les dispositions nerveuses, l'état inflammatoire et les vices des humeurs, que
l'on regarde comme la source d'une infinité
de maladies.

En conséquence, le régime relatif à ces
circonstances aura pour objet de diminuer la
masse des fluides, de dissiper l'irritation, et
de laisser à la nature toute la liberté dont
elle a besoin pour rétablir les forces et le jeu
des organes. On le remplira en prescrivant
sur-tout des privations aux équinoxes, parce
qu'ils diminuent les forces digestives ; en
hiver, parce qu'on transpire moins, qu'on
mange trop, et que le corps est trop irrité;
au printemps, à raison de l'excitation générale, de l'effervescence des humeurs et de
l'épuration de tout le corps. Ces motifs sont
plausibles, et les conséquences qu'on en tire
incontestables. L'excès de nourriture est
toujours relatif à la disposition de l'individu. Toutes les fois qu'une circonstance
quelconque diminue l'activité des organes
digestifs, le premier et principal moyen de

prévenir les maladies qui en résulteraient,
c'est de supprimer une partie des alimens
accoutumés, et de les proportionner à la
faculté actuelle de digérer.

Cette diète doit avoir en outre l'effet d'appaiser la chaleur vitale. L'estomac étant
moins excité par les alimens communique
sa faiblesse à tout le système; l'activité des
organes et de leurs fonctions est modérée;
l'harmonie des forces devient plus favorable;
et c'est dans cet état que la réaction générale
se prononce bientôt après, pour chasser les
fluides surabondans ou viciés.

L'utilité de l'abstinence étant démontrée,
il reste à savoir comment on doit l'observer.
Faudra-t-il que chacun la règle d'après ses
besoins? Mais on n'est pas toujours assez
éclairé pour cela; les gens de l'art pourraient seuls éviter des erreurs dangereuses;
encore seraient-ils souvent trop faibles ou
trop passionnés pour ne pas s'écarter de la
voie qu'ils ont à suivre. Quel est l'homme
qui répondra de sa raison, si elle n'est soutenue par une solide instruction et par la
pratique des vertus?

Adopterait-on simplement une nourriture

très - frugale avec des privations fréquentes et régulières? Nous avons déjà prouvé que la frugalité seule n'exempterait pas de quelques mauvaises digestions, parce qu'elle ne rompt pas assez l'habitude. Quant aux privations destinées à combattre cette dernière, elles auraient pour inconvénient de devenir elles-mêmes trop périodiques; elles exposeraient à nourrir plus qu'il ne faut dans certains temps où l'estomac est faible, et trop peu dans d'autres où le corps demande plus d'alimens qu'à l'ordinaire. La nature humaine offre une admirable combinaison de fixité et de variété. S'il est à craindre d'augmenter la variabilité, qui tend au désordre, il ne l'est pas moins de se soumettre à une règle trop sévère. Ces deux extrêmes sont également nuisibles à la santé.

Il importe donc que l'abstinence vienne à l'appui de l'ordre fixé par les lois de la vie; qu'elle ne s'oppose pas au libre exercice des fonctions; qu'elle soit prescrite aux époques de l'année qui nous obligent d'y recourir ; et que loin de fatiguer par sa trop grande régularité, elle détruise toutes les habitudes qui peuvent nuire.

Or, telle est celle que nous pratiquons d'après les préceptes de la religion catholique. On y remarque d'abord la prescription du maigre le vendredi et le samedi ; celui des Vigiles simples et des Rogations : vient ensuite le jeûne des Vigiles, des Quatre-Temps, du carême : et c'est par la répartition bien entendue de ces abstinences, qu'elle remplit complètement les vues du régime alimentaire énoncées ci-dessus.

En effet, les Quatre-Temps sont placés aux mois de septembre, décembre, février et mai. Ils se composent de trois jours de jeûne, et par conséquent de maigre, qui sont le mercredi, le vendredi et le samedi. Ces deux derniers jours y ont été compris, afin qu'on n'eût pas cinq jours de maigre dans une semaine ; ce qui aurait lieu, par exemple, si l'on avait pris trois des jours gras pour le jeûne. On remarquera aussi que le jour d'intervalle, qui se trouve le jeudi, est ainsi placé, d'abord pour ne point changer le maigre de la semaine, et pour que la privation du gras ne soit pas trop prolongée relativement au besoin.

De ces quatre abstinences annuelles, la

première et la troisième se rencontrent près des équinoxes, la deuxième au commencement des gelées, et la quatrième à la fin du printemps. Il n'y en a point du mois de mai au mois de septembre.

Or, nous avons vu que les digestions étaient plus difficiles, et qu'il fallait moins charger l'estomac, 1.° aux équinoxes, à cause du désordre que la température éprouve, et qu'elle communique aux forces vitales; 2.° durant l'hiver, parce que le corps est plus irrité par le froid, le feu, les alimens, et que la diminution de la transpiration augmente la masse des fluides. L'irritation cause plus d'énergie dans les temps froids; mais cette vigueur n'est que factice. La santé paraît alors réellement infirmée, puisqu'on est en général plus sujet à des maladies graves dans cette saison que dans les autres.

Les privations deviennent encore plus nécessaires le 12 février, époque où commence le printemps, selon le Père de la médecine.

C'est aussi dans cette saison que se trouve le carême. J'en développerai bientôt les effets, et l'on concevra beaucoup mieux alors toute l'importance de ce jeûne.

Enfin, les Quatre-Temps, qu'on observe à peu de distance des Rogations, atténuent le passage du maigre au gras, pendant qu'ils aident à supporter la dernière partie de la saison vernale.

Malgré leur époque à-peu-près fixe, ces abstinences présentent néanmoins une irrégularité bien marquée ; et cette irrégularité était indispensable pour rompre l'habitude dont les effets sont presque toujours préjudiciables.

Les Vigiles-jeûnes concourent au même but ; elles surviennent assez fréquemment pendant l'hiver, pour modérer ou détruire l'irritation que produit la rigueur des frimats. On en rencontre aussi quelques-unes dans la belle saison, pour satisfaire au besoin que les Quatre-Temps ne pourraient atteindre à cause de leur distance.

A ces effets physiques du jeûne, il faut ajouter l'influence non moins salutaire qu'il a sur le moral. Quand les organes sont dans une activité convenable, la réflexion est plus facile. Les passions abattues par les privations laissent à la raison tout l'empire qu'elle doit avoir pour diriger la conscience. On

sent alors plus vivement le précepte de la loi
naturelle : Faites à autrui tout le bien que
vous désireriez pour vous-même. La religion
vient au secours de cette morale simple, mais
insuffisante, et la sanctionne de tout le poids
de son autorité divine. Ses jours de jeûne
sont des jours de macération, dans lesquels
on consolide la résolution que l'on a prise
de ne suivre que le penchant vers le bien,
de fortifier l'âme dans la pratique des vertus
et contre le vice, et de se soustraire à l'indifférence, qui est plus à craindre que tous
les vices ensemble. Je reviendrai sur cette
partie essentielle du régime.

Du Carême.

Le carême consiste en un jeûne de qua-
rante-six jours consécutifs, à l'exception du
dimanche qui n'est que maigre, durant lesquels on se prépare à célébrer la Pâque.
Il est placé au commencement du printemps,
afin de mettre le corps en harmonie avec
cette saison, et de le prémunir contre l'influence fâcheuse qu'elle pourrait avoir. C'est
d'ailleurs l'époque du jeûne de N. S. Jésus-
Christ.

Le renouvellement de la saison n'agit en effet qu'en raison de la bonne ou mauvaise santé où nous nous trouvons. Dans la première, la vie se ranime, et loin d'être troublée, son cours est affermi, ce qui a fait dire à Hippocrate : *ver autem saluberrimum.* Dans la deuxième, le printemps nous frappe avec une violence relative à la faiblesse des organes, et en altère plus ou moins les fonctions. Or, comment la saison la plus bienfaisante est-elle devenue si pernicieuse? Est-ce l'ordre qu'elle suit qui lui donne cette violence? Aurions-nous tant à la redouter si l'homme ne s'était point écarté de la loi naturelle? Non, c'est sa dépravation seule qu'il faut en accuser. Presque tous les maux dont il est tourmenté sont l'effet inévitable de son intempérance, de ses passions, de son aveuglement. Réfléchira-t-il enfin que son bonheur dépend de lui-même ; que nos institutions divines et humaines n'ont d'autre but que de le lui procurer, et qu'il ne l'obtiendra qu'à la faveur des privations régulières. S'il a pu compromettre sa santé par le déréglement de ses mœurs, il peut bien mieux encore l'améliorer par un régime sagement combiné.

Sa guérison est certaine ; et il jouira dès-lors de tous les avantages de la nouvelle énergie annuellement imprimée à toute la nature.

Quelle que soit la frugalité dans laquelle on se renferme, même en observant les abstinences dont j'ai déjà parlé, le corps est toujours violenté par le froid de l'hiver et les intempéries de l'équinoxe. On y remarque une forte excitation, une surcharge d'humeurs viciées, qui, augmentées par l'action du printemps, seraient infailliblement préjudiciables à la santé, si l'art ne venait au secours de la nature occupée à les dissiper. Combien ces altérations ne sont-elles pas plus formidables, lorsqu'on les a renforcées par un mauvais régime ! Tel est cependant l'état dans lequel la plupart des hommes abordent cette saison.

Négligerait-on d'observer nos préceptes, qui sont ceux de la religion ? Le retour d'une douce chaleur, rendant aux organes la faculté de séparer les fluides mal élaborés et de s'en débarrasser, il se manifeste dans tout le système une réaction, une effervescence relatives aux obstacles que la nature éprouve, et à l'exaltation des forces vitales. Elle en triomphera aisément s'il y en a peu; avec des efforts douloureux, s'ils causent des maladies; ou bien le mal sera au-dessus de ses forces, et l'on courra le risque de perdre la vie, ou de rester infirme jusqu'à son terme ordinaire. De ces causes simultanées résultent en effet cette foule d'éruptions fébriles ou autres, que l'on observe si communément depuis l'époque où la lèpre parut; les inflammations les plus aiguës et les plus dangereuses, les hémorrhagies, les apoplexies, les aliénations mentales, la goutte, le rhumatisme, la plupart des fièvres qui se prolongent parfois jusque dans l'été, etc., etc.

Aux grands maux les grands remèdes. Toutes les abstinences dont il a été question jusqu'ici seraient insuffisantes pour prévenir ces maladies. Le carême est le seul moyen que l'hygiène ait à leur opposer dans cette circonstance. Il n'en est point de plus approprié aux causes qu'il faut combattre et aux ressources de la nature, puisque le jeûne ainsi soutenu facilite la digestion et l'assimilation; qu'il empêche l'exaltation des sens et l'effervescence des humeurs; qu'il favorise le jeu de tous les organes, et qu'il les maintient dans le meilleur ordre. Cette abstinence coûtât-elle encore davantage aux hommes, que sont ces sacrifices en comparaison des souffrances dont elle les préserve, et du bien qu'ils en retirent !

Aux circonstances particulières à l'économie animale qui nécessitent ce jeûne prolongé, il faut en joindre une à laquelle on donne trop peu d'attention. La plupart des animaux qui servent d'aliment, sont au printemps plus portés à la reproduction que dans les autres saisons ; échauffés par la température et les alimens secs qu'ils avaient dans l'hiver, et ensuite par le retour de la chaleur atmosphérique, ils entrent en rut, et l'espèce se multiplie. La chair n'en est point alors aussi bonne, ni aussi saine qu'à l'ordinaire ; il est donc prudent de s'en priver. Nous sommes d'ailleurs intéressés à les laisser libres et à les conserver pour ne pas en manquer dans la suite ; car, si l'on attend que les élèves puissent voler de leurs propres ailes, on est assuré de les avoir meilleurs et en plus grande quantité, quand la chair sera suffisamment faite.

Par sa durée , comme par le mode des privations qu'il exige , le carême remplit donc toutes les vues qu'on se propose. Que le vulgaire croie encore fortifier toujours en nourrissant et affaiblir par la diète : cette erreur ne peut disparaître qu'avec le temps ; mais tout homme éclairé qui l'adopte est inexcusable. Les plus simples notions d'hygiène suffisent aujourd'hui pour savoir qu'on débilite le corps en irritant l'estomac par les alimens qu'il digère avec peine , et que l'abstinence dissipant cette irritation partielle , rétablit l'harmonie des forces vitales , et augmente l'énergie de tout le système. Chez les anciens , la philosophie ne soumettait les peuples aux abstinences réglées , que dans la vue de mieux conserver les forces et la santé. Les athlètes , les hommes les plus forts de l'antiquité ne se fortifiaient que par le jeûne et les exercices. Leur nourriture était si légère , que Celse ordonnait ce régime , *victum athleticum* , dans certaines maladies chroniques invétérées. Dans les premiers temps de Rome, les lois punissaient par des châtimens sévères, les hommes qui n'observaient pas l'abstinence. Rien ne contribue plus, en effet, à prolonger la vie, que cette pratique. Horace a dit, avec son élégance ordinaire :

> *Sperne voluptates , nocet empta dolore voluptas.*
> *Aspice nunc tenuis victus , quæ quantaque secum*
> *Afferat , in primis valeas bene.*

N'est-ce point par le régime rafraîchissant et la privation des alimens, qu'on traite les maladies inflammatoires , les fièvres , les hémorrhagies , la plupart des affections nerveuses du printemps ? L'état de santé, altéré, comme je l'ai montré, à la fin de l'hiver , lorsque les humeurs fermentent, que l'exaltation des organes s'accroît , que les passions s'allument , n'est que le premier rudiment de ces maladies ; il ne diffère de celles-ci que par l'intensité. On doit donc le combattre par l'abstinence, qui n'est qu'une espèce de diète.

Au lieu d'épuiser par sa durée , cette abstinence ne contribue-t-elle pas à la nouvelle énergie que nous éprouvons au printemps , et qui semble être une provision pour le reste de l'année ? J'en atteste toutes les personnes qui l'observent ponctuellement. Est-il pour l'homme des forces plus réelles, puisqu'elles sont en harmonie dans le moral et dans le physique ; de liberté plus grande, puisqu'il a éliminé ses humeurs viciées et ses mauvais penchans ; d'épuration plus complète, puisqu'elle s'est opérée par la nature qui se renouvelle tous les ans, et par les secours de l'art et de la religion ; enfin, de félicité plus vraie, puisqu'il est sain de corps et d'esprit, que celles qu'il a acquises par des efforts soutenus vers le bien, et dont il jouit pleinement après avoir célébré la Pâque ! J'ajouterai qu'à la faveur de ce régime, la digestion bien faite dispose à une bonne assimilation des substances alimentaires, et celle-ci à la sécrétion et à l'excrétion des humeurs. Les organes convenablement nourris exécutent leurs fonctions avec plus de régularité. En même temps, l'âme faisant de nouveaux efforts pour surmonter ses habitudes vicieuses, acquiert plus de facilité à persévérer dans la bonne voie. Satisfaite d'une victoire, elle s'élève de plus en plus, et triomphe de l'intempérance, son plus redoutable ennemi.

Tout se tient dans le système vivant et sur-tout dans les facultés intellectuelles et affectives. Si l'âme perd de sa liberté quand le corps qu'elle habite éprouve quelque violence, celui-ci est bientôt dans le désordre lorsqu'elle n'en dirige pas les principales opérations. Cesse-t-elle de lutter contre les passions? elles jettent le trouble dans l'économie des fonctions, s'emparent de la volonté, et font trembler la raison même la plus éclairée. Il n'en faut qu'une pour déchaîner toutes les autres : c'est ainsi que la gourmandise conduit aux passions naturelles, puis à l'ambition, à l'avarice, etc., etc. Lorsqu'au contraire, l'âme conserve par des efforts réitérés l'empire qu'elle doit avoir sur les penchans, les vertus qui sont sœurs, comme les vices sont frères, se tiennent ensemble, et vont au secours l'une de l'autre. *Una virtus,* dit St.-Thomas, *ad aliam juvat, sicut justitia fortitudine, etc.* La tempérance, qui parait n'être qu'une vertu pour soi ou sa propre conservation, détermine nécessairement la bienfaisance et le désintéressement, émanés des relations sociales. On ne saurait être plus tempérant sans devenir à la fois plus ferme, plus patient, plus courageux;

et l'abnégation de soi-même qu'on obtient si difficilement par la simple éducation, la religion en fait la base du véritable héroïsme , tandis que l'égoïsme domine et avilit les hommes sans principes.

Objectera-t-on que la passion pour les sciences et les arts, peut aussi éloigner de l'intèmpérance? mais les passions les plus honteuses ont le même effet, et c'est alors acheter trop chèrement l'avantage d'être sobre. Lorsque l'avarice, par exemple , porte à des privations, c'est à son profit. L'influence de ce régime sur les autres passions n'étant que secondaire , toute la liberté qu'en reçoit la raison, ne pourrait suffire à celle ci. Ce qui le prouve, c'est que l'avarice finit par refuser au corps la nourriture dont il a besoin , malgré tous les efforts de la raison pour réprimer cet excès. Règle générale : combattre un vice par un autre vice n'est pas vertu ; c'est quitter une mauvaise route pour s'égarer dans une autre.

Le régime du printemps sert à régler les actions physiques et morales. L'abstinence agit également sur les vices du corps et sur ceux de l'âme. Lorsque l'habitude s'empare des facultés intellectuelles ou affectives, et qu'elle donne de fausses directions aux sentimens ou aux idées, ces petites altérations s'accroissent si l'on n'y prend garde, et deviennent la source de beaucoup de maladies graves. Personne n'est exempt de ces légers écarts, dont on se corrige dans les temps de privation. A mesure que l'âme s'exerce, le caractère se fortifie, et l'homme né bon et juste, est tout à la fois plus maître de lui-même, plus libre, modéré, charitable, généreux, vertueux, en un mot. Il sent alors qu'on peut se passionner, mais pour le bien seulement. Du reste, il faut être modéré dans tous ses plaisirs, et même s'en priver souvent, afin de ne pas s'exposer à la perte prématurée du sentiment qui les donne, et de se renfermer dans la loi naturelle. N'en usant qu'avec réserve, on sera forcé de les multiplier, et d'augmenter ainsi des jouissances qui ne laissent aucun regret. « Voulez-vous, dit un savant, débarrasser » les plaisirs de leurs peines: ôtez-en l'ex- » clusion ».

Quoi, répondra-t-on, faudrait-il se borner, même en faisant le bien? oui, sans doute.

Toute passion peut porter à des excès dans lesquels on cesse d'être vertueux ; le sentiment devenu trop vif, affaiblit la raison et lui fait perdre ses plus beaux privilèges. Les facultés ne peuvent être bien exercées qu'autant que les sensations et les mouvemens vitaux ne sont pas trop exaltés. L'homme a reçu du créateur tous les moyens d'obvier à cette exclusion ruineuse : il n'a qu'à varier ses bonnes actions. C'est moins la force des bras que la modération du cœur, qui rend les hommes indépendans et libres (1).

On dira peut-être que la nature humaine se prête à notre nouvelle manière de vivre ; qu'on existe aujourd'hui comme autrefois ; que tout est compensé, puisqu'on trouve les remèdes aux maux qui sont survenus, et qu'en perdant le bonheur du premier âge on a acquis d'autres jouissances. Il est vrai que des hommes sont assez robustes pour supporter de grands écarts de régime, et que la vie résiste long-temps aux causes de destruction avant de succomber. Je conviens aussi qu'il y a des plaisirs attachés aux funestes penchans

____

(1) J.-J. Rousseau.

qu'on a l'imprudence de satisfaire. Mais qui oserait mettre en parallèle ces plaisirs honteux qui ne laissent que des remords, avec ceux qu'on trouve dans les limites de la nature bien ordonnée ; qu'on ne goûte point sans le témoignage d'une conscience pure ; et qui loin de préparer des maux, s'accordent avec le bonheur le plus durable ? Quant aux richesses acquises dans les sciences et les arts, nous les aurions de même, et de plus, celles dont le désordre et la corruption des mœurs ont causé la perte, et celles qui auraient été le prix d'une conduite sagement combinée. Non, la nature ne se prête pas à ces dérèglemens ; elle les souffre et nous en punit par la douleur et les infirmités. Est-ce là une compensation des plaisirs qu'ils peuvent donner ? L'espèce humaine est dégénérée par une suite de mauvaises habitudes qui ne s'effaceront qu'avec lenteur et le secours des abstinences ; il importe de lui donner une marche plus conforme à sa véritable condition. C'est à l'éducation qu'il appartient de la diriger, mais à l'éducation secondée par l'hygiène et par la religion. Qu'elle ne se borne donc point à inspirer l'amour du bien et l'horreur du vice. Si elle ne montre pas toute la vérité, si elle ne s'attache pas à la plus importante de toutes les vérités, celle de l'existence d'un Dieu qui récompense, punit et pardonne, quel secours offrira-t-elle à l'homme prêt à se sacrifier lui-même à la passion qui l'entraîne ! Il n'a que deux moyens de conservation : la crainte du mal et l'espérance du bien. Que lui restera-t-il donc, lorsque dans l'adversité il ne verra que le suicide pour sortir d'une vie abreuvée d'amertumes, s'il n'a l'espérance d'une compensation à ses maux dans la vie future, et si la crainte des châtimens éternels ne l'a forcé à prendre tous les moyens de se tirer de la corruption ? Il succombera infailliblement, quoiqu'il sache bien que

> Il est plus grand, plus difficile
> De souffrir le malheur que de s'en délivrer. (Mme *Deshoul.*)

Les bonnes pratiques sont seules capables de soutenir son courage. Il ne saurait se tromper dans le choix. Toute morale qui ne tend point à nous rapprocher de la loi naturelle, est fausse et dangereuse.

Un instituteur ne saurait donc trop insister sur les privations, et les imposer aux élèves pour en obtenir l'obéissance ; leur prouver qu'on ne gagne rien à négliger ses devoirs ; et les accoutumer en même-temps à se priver au besoin pendant le reste de la vie, lorsqu'il faudra contenir des penchans nuisibles.

Dans l'âge adulte, la pratique des abstinences régulières est indispensable. Le moindre relâchement en diminuerait le fruit : rarement une faiblesse n'en amène pas une plus grande. Telles sont les lois de la vie dans l'exercice des facultés, qu'il faut soutenir ces dernières par des efforts constans et redoublés ; car dès qu'on cesse de lutter, l'action diminue faute de stimulation ; la débilité, le désordre continuent, et les vices prenant l'âme au dépourvu, font des progrès effrayans. C'est sur ce principe que sont établies toutes les pratiques de la religion catholique. Leur nombre a pour objet de soutenir les bonnes dispositions de l'esprit et du cœur, sans affaiblir le corps, et au contraire, en le fortifiant par le régime le plus propre à la conservation de la santé.

Des Rogations.

Le carême est d'une assez longue durée
pour faire contracter l'habitude du maigre
et du jeûne. Il pourrait arriver que la transition trop subite de ce régime à l'usage des
viandes, fatiguât les premières voies, et
que la digestion fournît une quantité de sucs
alimentaires, qui, étant mal assimilés, de-
viendraient la cause de quelque dérangement de la santé. Les Rogations, placées à peu
de distance des fêtes de Pâques, ralentissent
et corrigent les effets de ce passage. Elles se
composent de trois jours maigres, qui sont
le lundi, le mardi et le mercredi, veille de
l'Ascension ; en sorte qu'à l'exception du
jeudi et du dimanche, l'abstinence continue
toute la semaine.

Cette abstinence calme les sens fortement
excités par les alimens gras dont ils avaient
été privés pendant le carême ; en même temps
qu'elle remonte l'énergie morale déja peut-
être diminuée par l'usage des chairs trop sapides et nourrissantes. Nous avons vu que
les Quatre-temps, qui viennent à une petite

distance des Rogations, concourent également à ce but.

Des Vigiles simples.

Les Vigiles simples sont des jours maigres placés çà et là dans un ordre très-irrégulier. Elles servent non-seulement à rompre l'habitude dangereuse des viandes et à diminuer l'excitation des voies digestives, mais encore à irrégulariser les privations. On en a particulièrement besoin dans la belle saison, depuis le mois de mai jusqu'au mois de septembre ; et sous ce rapport il est fâcheux que la plupart des fêtes qui les exigeaient, aient été supprimées.

Des exceptions du Jeûne et de l'Abstinence.

Plus on a mis de sévérité à établir un précepte, plus son application est facile, parce que les limites en sont bien tranchées, et moins on a de peine à déterminer les exceptions qu'il présente. Tel est celui du jeûne.

La santé repose sur un ordre constant des fonctions vitales et organiques ; mais elle

est très-variable dans ses nuances, à cause
de l'excessive mobilité de tout le corps.
Pour la soumettre à une mesure générale,
il a fallu s'arrêter au point où les privations
exigées pouvaient contribuer au développement des mauvaises dispositions qui deviennent le germe des maladies. L'Eglise a prévu
ces cas, en accordant des dispenses selon le
besoin, et les exceptions ont confirmé la
règle.

J'ai déja fait voir qu'on peut supporter la
privation des alimens avec quelque difficulté,
sans être compris dans les cas d'exception.
Les tempéramens, les climats, les saisons,
le sol, le genre de vie, dont l'influence ne
produit le plus souvent qu'une dégénération
de la constitution physique primitive, exigent l'abstinence comme étant le moyen le
plus propre à rétablir l'harmonie des forces
vitales.

En quoi consistent donc les motifs d'exception du jeûne ? Ce sont, 1.º les dispositions maladives (morbifiques); 2.º les infirmités réelles; 3.º la convalescence, ou les suites
de maladie ; 4.º la pénurie des alimens.

Il est rare que les dispositions morbides

soient bien apparentes : elles échappent facilement aux hommes peu exercés à l'observation des phénomènes de l'économie animale. Cependant, si on ne les combat par un régime approprié à chacune d'elles, l'abstinence peut se trouver au-dessus des forces de la nature, et donner lieu à des maladies. Une humeur viciée qui tend à se porter sur quelqu'organe essentiel à la vie, l'irritation ou la débilité relative d'un viscère, le désordre que produit une passion violente, les fatigues ordinaires d'une profession pénible, l'état de grossesse, de croissance, l'extrême délicatesse de la constitution, l'excès ou l'effervescence du sang, etc., doivent être considérés comme autant de dispositions maladives que nous traitons avec un régime particulier, pendant lequel une abstinence trop sévère pourrait avoir des inconvéniens. Les négliger ce serait compromettre la santé, souvent même la vie, et manquer le but de l'institution.

Parmi les infirmités, il faut ranger premièrement les affections chroniques des voies digestives, et celles qui ont une influence directe sur la digestion ; ensuite les phénomènes de l'idiosyncrasie, ou de l'habitude des organes digestifs. Ces différentes altérations sont parfois très-légères ; mais elles se concilient toutes avec la santé, de sorte qu'on ne les découvre qu'avec une scrupuleuse attention. La diminution de l'appétit, la bouche amère, la langue muqueuse, annoncent l'embarras de l'estomac ; la pesanteur à l'épigastre quelque temps après le repas ou dans la nuit, fait craindre une maladie du pylore ; le ventre serré ou trop relâché, indique un dérangement prochain de la digestion ; les rapports acides, les flatuosités, les spasmes des intestins, signalent une irritation nerveuse ; la pesanteur ou la douleur obtuse du côté droit, le teint jaune, tiennent souvent à une lésion du foie qui dérange la digestion ; il en est de même de la toux qu'occasionne une lésion des poumons, des douleurs vagues provenant de la goutte, du rhumatisme, de quelque dartre répercutée, etc. On devient infirme sans s'en apercevoir, et cette erreur, dont on n'est ordinairement averti que par les hommes de l'art, a quelquefois des suites funestes.

J'ai déjà dit que toutes les dispositions ma-

ladives n'excluaient pas l'abstinence réglée,
et qu'au contraire elle devenait utile dans
le plus grand nombre des cas, où la diète est
la première condition du traitement pré-
servatif. Tels sont tous les mal-aises, les
pesanteurs, les douleurs, les dégoûts, les
dévoiemens, les spasmes, etc., provenant
d'irritation, de la surcharge des vaisseaux
sanguins ou lymphatiques, des humeurs
trop épaisses, mal élaborées ou surabon-
dantes. La plupart des maladies étant cau-
sées par la plénitude, ne doivent être pré-
venues que par le jeûne et les boissons dé-
layantes. Un célèbre médecin de Lyon,
M. Vitet, ne purgeait que très-rarement,
et traitait avec le plus grand succès tous les
embarras gastriques, au moyen d'une diète
légère et de la décoction de chicorée amère (1).
Les purgatifs et les émétiques guérissent parfois plus rapidement dans ces cas; mais ils
laissent une impression fâcheuse qui prolonge
la convalescence, expose à des récidives, et
d'ailleurs ils ont plus souvent qu'on ne pense
des suites fâcheuses. Combien de fièvres bi-

____

(1) *Méd. Expectante.*

lieuses simples qu'on a rendues putrides par l'abus de ces médicamens !

La convalescence n'est, à proprement parler, que la dernière période de la maladie qui l'a précédée. La lésion locale quoique légère, la faiblesse qu'elle a causée dans le reste du corps, et particulièrement celle des organes de la digestion, ne permettent pas encore de suivre le régime de la santé, ni par conséquent d'observer les abstinences régulières.

L'idiosyncrasie ou la disposition individuelle, et l'habitude vicieuse des organes digestifs, se reconnaissent à des bizarreries du goût ou du besoin, qui exigent beaucoup de nourriture, ou donnent de la répugnance pour certains alimens. La première ne peut guère être soumise au régime ordinaire de l'état sain, et la seconde ne se détruit qu'avec le temps.

Quant à la pénurie des alimens, on conçoit que la nécessité oblige de modifier l'abstinence, sur tout à l'égard du maigre, d'après les moyens qu'on a de se procurer la subsistance. C'est dans ce cas que les évêques permettent le laitage, les œufs, quelquefois même des viandes, comme dans d'autres occasions ils exemptent du jeûne ou du maigre, certains jours du carême, ou pendant toute sa durée.

Règle générale : hors les circonstances dans lesquelles on pourrait craindre d'aggraver quelque disposition maladive, les abstinences régulières, telles que je les présente, sont toujours indiquées.

Un préjugé en éloigne cependant encore quelques personnes peu réfléchies, qui ne voient guère que le premier effet des impressions que font sur le corps les objets qui l'environnent. Ne distinguant pas les forces vitales des facultés qu'elles mettent en jeu, on confond aisément les unes avec les autres ; et dès qu'on éprouve de la gêne dans quelque mouvement, on croit devoir l'attribuer à la faiblesse. Il s'en suit qu'on cherche à se fortifier par la nourriture ou par les boissons ; d'où résultent de mauvaises digestions, la surabondance des humeurs, leur acrimonie, l'échauffement, qui ajoutent à la cause morbifique, et aggravent la maladie souvent même par des complications. Nous ne saurions trop nous élever contre une manière

de voir , et contre une pratique aussi dangereuse. Que l'on se persuade donc bien que
l'irritation, ou l'excès de force, est la cause
du plus grand nombre des maladies ; que
communément on prend dans ces dernières
la faiblesse générale pour la faiblesse locale,
et que dans leur traitement il faut affaiblir
la partie qui est le siège du mal et parfois
tout le corps, si l'on veut s'assurer de la
guérison. Cette faiblesse n'est point à redouter tant qu'elle est secondaire. On voit
revenir à la santé des malades exténués et
d'une maigreur extrême, n'ayant plus que
le souffle, mais dont l'affection locale tend
à sa fin. Dès que celle-ci cède, l'équilibre
des forces se rétablit, les digestions commencent à se faire, le corps répare ses pertes, et
le malade jouit de ses facultés. La nature indique ce traitement, et en donne l'exemple
en guérissant seule des fièvres, des inflammations, des maux de nerfs, etc. Combien
de maladies fébriles dans lesquelles le malade
reste couché, parce qu'il ne peut supporter
la station ; sans prendre de nourriture, parce
qu'il a de la répugnance pour tout aliment ; et
se bornant à boire de l'eau ou quelque bois-

son adoucissante pour étancher sa soif et se rafraîchir. S'est-il fortifié durant ce temps ? Non ; il a observé le régime le plus convenable. Ceux que le préjugé porte à se soutenir en pareil cas par des toniques, augmentent la fièvre, la compliquent et courent les plus grands risques. Ce que je dis de la fièvre s'applique à une simple irritation.

La secte des méthodistes, dont Thémison fut le chef, préférait dans beaucoup de maladies l'abstinence aux secours les plus vantés de la pharmacie ; et cette pratique eut de grands succès.

Lors donc que l'abstinence semble produire quelque faiblesse, au lieu de s'en plaindre, il faut la regarder comme un bien ; car elle est le prélude de la nouvelle force qui doit se manifester dans la réaction vitale. On se trouve toujours plus agile, plus libre, plus apte au travail, quand on a pu détruire tous les points d'irritation qui existaient dans les tissus organiques.

Je dirai plus : l'expérience démontre que des personnes débiles, valétudinaires et autres, ont éprouvé les plus grands bienfaits d'une abstinence très-sévère et prolongée, à laquelle les avait réduites quelque maladie, ou la disette, ou une macération volontaire. Cornarius, sénateur vénitien, fatigué des traitemens divers qu'il avait suivis sans succès, résolut de ne prendre que la quantité d'alimens suffisante pour ne pas mourir de faim. Il se rétablit insensiblement, et vécut, au grand étonnement de tout le monde, jusqu'à l'âge de quatre-vingt-quinze ans. On en voit qui, jouissant d'une bonne santé, prennent fort peu de nourriture et conservent cependant beaucoup d'embonpoint. On sait aussi que des malades sans fièvre, soumis à la méthode diététique de Valsalva, de Frédéric Hoffmann, etc., ont été privés de tout aliment solide, pendant plusieurs semaines, au point d'en être excessivement amaigris, débilités, et qui n'ont dû leur guérison qu'à leur persévérance dans ce traitement. L'homme est donc susceptible d'endurer de grandes privations de nourriture, sans en souffrir. Supporterait-il ainsi l'intempérance la plus légère ? L'habitude même n'en empêcherait pas entièrement les pernicieux effets.

On remarque au contraire que les maladies étaient bien moins communes et moins graves dans les temps où les peuples ne prenaient que peu ou point de viande ; et que la lèpre n'a paru qu'après l'abus des alimens gras. C'est, en effet, à ce régime que se rattachent la plupart des vices spécifiques qui sont la cause de tant de maladies de la peau, des viscères et des différens tissus organiques? Espérons que plus instruits sur leurs véritables intérêts, les hommes se renfermeront enfin dans les limites qui leur sont prescrites par la médecine et la religion, et qu'après avoir suffisamment insisté sur l'abstinence et la frugalité, ils verront disparaître avec ces maladies les causes les plus ordinaires de leurs souffrances. *Qui potest et non jejunat.*, dit St.-Augustin, *sentiet pœnam.* Or, s'il est réellement nuisible de ne pas jeûner quand on le peut, n'est-il pas évident que le jeûne est nécessaire afin d'éviter des souffrances, autant que pour profiter des bienfaits attachés à cette pratique.

Si l'on était bien pénétré de ces vérités, on ne serait pas aussi disposé dans le monde à demander des dispenses de carême, ni peut-être à les accorder. Le sentiment naturel, qui porte à la conservation de la vie et de la santé, nous entraîne souvent plus loin que nous ne voudrions. Chacun a le désir d'éviter le mal et de se rapprocher du bien ; il n'est personne qui n'étudie plus ou moins sa manière d'être, et qui ne cherche à combiner son régime le mieux qu'il lui est possible. Mais on s'observe incomplètement ; on ne s'attache guère qu'à des erreurs et à des préjugés ; on s'ignore soi-même. Ce qui le prouve, c'est le peu de confiance qu'on a généralement dans ses propres forces, et la crainte mal fondée des prétendus dangers de l'abstinence : je dis *prétendus*, parce qu'elle ne peut être que très-utile, tant que l'état maladif ne réclame pas un régime particulier.

Il ne faut pas se faire illusion : c'est moins cette crainte, excusable en quelque sorte, que l'éloignement des privations et des efforts qu'elles exigent, qui empêche de suivre les pratiques de l'Eglise. Les préjugés dont nous venons de parler, ne sont que la plus faible des causes qui détournent les hommes de ce devoir. Si c'était là leur seule raison, n'éviteraient-ils pas avec la même attention les excès de table, l'abus des boissons spiritueuses et tous les écarts du régime alimentaire? Le sentiment qui les entraîne est celui du plaisir. Faciles à séduire, ils réfléchissent à peine sur l'abyme dans lequel ils vont se précipiter, et n'hésitent pas à déranger leur santé, tandis qu'ils n'arrivent qu'à regret à la douleur des privations. Au lieu de fuir l'abus des plaisirs, ils se mettent dans l'impossibilité de goûter les vraies jouissances et le bonheur.

On ne saurait se tromper sur les motifs d'exemption. Les directeurs sont généralement assez instruits pour prononcer sur les demandes qu'on leur fait ; et, dans le doute, ils doivent consulter un médecin dont la conscience leur soit connue, afin d'éviter toute incertitude.

Cependant, il faut le dire, les gens de l'art ont presque toujours été, sur ce point, plus sévères que les casuistes. Ceux-ci, voulant éviter une rigueur outrée, sont tombés, faute de lumières, dans l'extrême opposé. Les premiers étaient seuls compétens pour juger avec rigueur ce que l'homme peut et ce qu'il doit dans la vue de conserver sa santé. Qui oserait donner son opinion sur une maladie ou sur une simple prédisposition maladive, sans l'avoir analysée? Le vrai médecin doute souvent, dans les circonstances difficiles : à plus forte raison les casuistes doivent-ils se tenir sur la réserve, *pro rei dignitate.*

Quoi qu'il en soit, il est reconnu aujourd'hui qu'il n'y a que des infirmités très-graves qui puissent faire totalement exempter les adultes du jeûne et de l'abstinence. Depuis l'âge de raison jusqu'au terme de la vie, toutes les autres altérations de la santé n'exigent que des modifications de la règle générale. C'est ainsi qu'on la mitige, en dispensant du jeûne, et non de l'abstinence, jusqu'à l'âge de vingt-un ans; en accordant le laitage et les œufs aux habitans d'une contrée où l'on n'a point de poisson et peu de légumes ; en permettant aux femmes enceintes, aux convalescens, à certains infirmes, aux personnes d'une profession laborieuse et pénible, aux vieillards, un jeûne et une abstinence plus ou moins légers selon le besoin.

Pourrait-on douter maintenant de la salutaire influence que l'homme et toutes ses facultés doivent éprouver du carême? J'avais déjà démontré l'action du jeûne sur les fonc-

tions des organes digestifs, et de là sur toutes celles de l'économie animale. Il me restait à rendre compte de ses effets lorsqu'il
est prolongé, ainsi que des motifs qu'on a
eus de le placer au printemps. Les premiers
se déduisent naturellement des principes pré-
cédemment établis. pour servir de base à
l'abstinence des alimens généralement prise.
En mettant ces effets en évidence, nous
avons été conduit à prouver les justes rapports qui existent entre le jeûne de quarante-
six jours et le besoin des secours de l'hygiène, que le corps vivant paraît avoir au
renouvellement de l'année, pour résister
avec plus de facilité aux violences qu'il
éprouve ; et l'on a dû se convaincre que
le carême est sans contredit le moyen le
plus efficace pour consolider l'ordre de la
santé, comme pour prévenir les lésions dont
elle est menacée.

Enfin, cette vérité a pris un nouveau degré de force, lorsqu'à l'influence des privations régulières sur le corps, nous avons
examiné celle qu'elles ont sur l'ame. L'époque à laquelle un jeûne prolongé oppose
aux passions le frein le plus salutaire, devait

aussi rendre plus sensibles les changemens qui se manifestent alors dans les facultés intellectuelles et morales. On a pu voir, je pense, combien l'abstinence réglée des alimens contribuait au rétablissement et au maintien des bonnes mœurs, et à la véritable félicité. Mais on a dû se convaincre, en même-temps, que la religion est seule assez puissante pour en faire observer la pratique.

Du Maigre.

En considérant les alimens sous le rapport de leurs qualités générales, nous avons vu qu'ils doivent être faciles à se décomposer, et fournir les principes nécessaires à la nutrition ; qu'on y distingue l'aliment proprement dit, ou la partie la plus nourrissante ; et qu'ils étaient divisés en plusieurs espèces. Enfin, on a dû remarquer qu'ils peuvent être séparés en deux classes, qui constituent ce qu'on entend par le gras ou le maigre. La première se compose de viandes ; et la seconde de végétaux et de poisson. Cette division dont l'origine se perd dans les temps les plus reculés, est fondée sur la différence que présentent les alimens gras ou maigres, envisagés en eux-mêmes et dans leur action sur l'économie vivante.

J'ajouterai à ces conditions des alimens, qu'ils ne doivent pas avoir perdu toute leur vitalité, ou si l'on veut, cette force d'aggrégation qui maintient leurs tissus organiques; car, bien qu'on exige qu'ils soient putrescibles ou fermentescibles, ils ne pourraient servir à la digestion si cette décomposition les avait trop altérés. Je dis trop, parce qu'il est des viandes qu'on préfère faisandées ou dans un état de putréfaction commençante. Du reste, cette force d'aggrégation est plus grande dans les viandes que dans les végétaux et les poissons, et se perd facilement dans ces derniers.

Qui ne sait que le gras est plus nourrissant que le maigre, non-seulement par la masse d'aliment proprement dit, que les viandes contiennent dans un petit volume; mais par les qualités particulières des différentes parties des animaux dont on fait usage.

Les poissons, quoique plus vitalisés que les végétaux, le sont cependant beaucoup moins que les animaux à sang rouge, tirés des

mammifères, des oiseaux, etc. Leur putréfaction rapide après la mort, le peu de ré-
sistance qu'ils offrent dans la digestion, le
prouvent évidemment.

Quant aux végétaux, s'il y en a de très-
nourrissans, comme les farineux, les féculens, etc., l'aliment y est si simple; il est en
si petite quantité dans les herbacées, les fruits,
les racines tendres, les semences huileuses,
qu'ils fatiguent beaucoup moins les organes
digestifs que le poisson; et le chyle qui
en provient, est d'une plus facile élaboration.

Si après avoir reconnu les propriétés de
ces deux grandes classes d'aliment, on en
poursuit l'analyse, on arrive aux différentes
espèces de gras et de maigre. Nous trouvons,
en effet, le gras fort, qui se compose des
viandes noires, et le gras léger, comprenant
les viandes blanches.

De même le maigre se divise en celui qui
nourrit le plus et qui est fort, et en maigre
doux. Dans le premier, on range les poissons d'une chair compacte, trop huileuse,
comme le thon, l'anguille, le brochet, les
seaumon, le maquereau, etc.; les légume

secs, les semences farineuses, les racines et les fruits féculens, le fromage fait, les apprêts de haut goût et trop chargés de beurre, etc.

Le maigre doux se compose au contraire de laitage, d'œufs frais, à la coque ou à l'eau, de fromage blanc, de fruits acidules, de végétaux aqueux, de poissons tendres, tels que le goujon, l'éperlan, la sole, la truite, le merlan, l'alose, la raie, le hareng frais, etc.

Enfin, pour bien connaître la propriété de chaque substance alimentaire, il faut l'envisager en elle-même et dans ses rapports avec la digestion. Ainsi, d'après leurs qualités propres, rapprochées par analogie, ces substances sont mucilagineuses ou huileuses, fibreuses, albumineuses, féculentes, douces, acides, alcalines, salées, aromatiques, âcres, amères, narcotiques, aqueuses ou sèches; tandis que relativement à leur action sur les tissus organiques, elles ont pour effet d'adoucir, de rafraîchir, de détendre la fibre ou de la resserrer, de calmer la douleur ou d'irriter ; de soutenir les forces ou de les diminuer, de rendre plus ou moins faciles les excrétions, comme la perspiration cutanée, l'écoulement des urines, etc.

Je reviendrai sur ces propriétés des alimens maigres, ainsi que sur leurs qualités, en parlant de chacun d'eux.

Le maigre est une nourriture saine dont les hommes doivent se servir, et à laquelle ils pourraient se réduire, parce qu'elle est assez variée pour cela. On sait que Platon, Zénon et Socrate ne firent jamais usage de la chair des animaux. Il semble, selon M. Virey, que l'homme soit naturellement destiné à être frugivore. Si l'on considère sa structure, il n'a ni les dents, ni l'estomac, ni les griffes, ni les habitudes d'un animal carnivore. L'instinct, ou plutôt la voix de notre organisation, semble crier hautement que la première nourriture, après l'allaitement commun à tous les animaux mammifères, doit se tirer des fruits; et cet instinct fait préférer au luxe des grandes tables la vie champêtre, dans laquelle on trouve la santé, la paix, les mœurs innocentes, dons précieux que le ciel n'accorde qu'à ceux qui suivent les douces lois de la nature et les préceptes de l'évangile. Telle fut, comme nous l'avons dit, la manière dont s'alimentaient les premiers peuples ; telle est encore celle de plusieurs peuplades de l'Inde et de l'Asie.

Les Perses ne vécurent d'abord que de pain et de cresson. Lycurgue défendit l'usage des viandes aux Lacédémoniens. Les Romains se bornèrent long-temps à l'usage des légumes. Mais sans remonter à ces temps éloignés, ne vit-on pas les premiers Gaulois réduits pour toute nourriture à celle que produisait leur sol ? Et combien de laboureurs en France qui ne mangent de la viande que les dimanches, ou plus rarement encore? Il y en a même qui n'en usent jamais, et qui n'en sont ni moins robustes, ni moins heureux. Bien plus, leur genre de vie étant plus simple et plus voisin de l'état primitif de l'homme uniquement soumis à la loi naturelle, ils jouissent d'une santé plus assurée, et ne connaissent pas les maux qui accablent l'opulence, toujours occupée à chercher de nouveaux mets, et par conséquent à fatiguer l'estomac. Il faut le dire, c'est elle qui corrompt tout, qui détruit tout, qui se joue des peuples et de tout ce qu'il y a de plus sacré dans le monde. On voit des personnes vertueuses parmi les riches : mais le nombre en est-il aussi grand qu'il devrait l'être ? Concevrait-on jamais qu'avec des moyens d'instruction , avec les lumières qu'on peut acquérir chaque jour , il y ait infiniment moins de droiture et de bons sentimens chez les hommes fortunés que dans la masse du peuple ? C'est que l'éducation est mal dirigée , et qu'on y cultive plus l'esprit que le cœur humain. Si les bons préceptes sont éminemment utiles , les bonnes pratiques le sont encore plus : il faut les regarder comme le creuset dans lequel viennent s'épurer les idées vagues qu'on se fait du bien et du mal. Quiconque professe une doctrine sans la pratiquer , n'est qu'un systématique, toujours exposé à errer sur les abstractions dont il ne connaîtra la valeur que par des actes de vertu. Il n'a dans la tête que des mots plus ou moins vides de sens pour lui, parce qu'ils expriment des abstractions morales , et que l'expérience peut seule en faire apprécier l'acception.

S'étonnera-t-on maintenant que les Cours souveraines, où l'on est devenu plus sensible au bien dire qu'au bien penser, et où l'on ne parvient trop souvent qu'en faussant sa conscience, aient été l'un des principaux foyers de la dépravation ? Consultez l'histoire, et vous verrez que c'est au luxe des empereurs et des grands de tous les temps qu'il faut s'en prendre, si le genre humain est déchu de son ancienne frugalité. Le pernicieux exemple qu'ils donnèrent en se procurant à grands frais des mets délicats, excita parmi les riches le désir de la bonne chère; et le bon ton fit alors appeler délicieuse une vie qu'ils auraient détestée auparavant, et que les sages désavoueront toujours. Tant que les monarques ne montreront pas la plus grande sévérité dans leurs principes et dans la pratique des vertus, les vices passeront de la cour à la ville, et de là dans les campagnes, où la perversité deviendra bientôt le plus terrible de tous les fléaux.

Je conviens qu'il est possible à l'homme de se nourrir de viandes, et l'on a pu voir les motifs de cette faculté primitive. Mais que ceux qui croient cette nourriture plus convenable que les autres, veuillent bien considérer que de tous les animaux dont la chair est analogue à celle de l'homme, il n'y en a qu'un très-petit nombre qui soit absolument carnivores, et que les poissons qui ne vivent guères que de chair, ont une texture organique toute différente. Ce rapprochement physique suffirait pour les convaincre que l'usage des viandes n'est point indispensable, si d'ailleurs on n'avait sous les yeux les communautés religieuses et des contrées entières où l'on ne vit que de végétaux et de poisson.

Toujours est-il certain que les peuples accoutumés à manger de quelques viandes, ne sauraient trop insister sur la fréquence du maigre, sans changer totalement leur genre de vie; et s'ils sont à même de se procurer souvent du poisson et des légumes, cette nourriture leur sera plus salutaire qu'aucune autre, en ce qu'elle est moins difficile à digérer. Il faut exercer les muscles pour les fortifier; mais si l'on charge le corps d'un fardeau trop lourd, loin d'augmenter les forces on les épuise. La même chose a lieu pour l'estomac : des alimens trop succulens, ou en trop grande quantité, le privent de ses facultés digestives.

On est assez généralement persuadé du besoin de varier les alimens et de mêler les viandes avec les végétaux et le poisson. Le goût seul indique cette modification dans le régime ; on s'abstient même quelquefois de certains alimens lorsqu'il les fait rejeter. C'est être sobre et rien de plus. Il reste encore à préciser l'abstinence, à la placer à propos et dans les vues que j'ai énoncées ci-dessus ; et l'on n'y parviendra qu'en observant une privation totale et assez soutenue de tel ou tel aliment, ou de telle classe d'alimens.

Or, l'objet du maigre est : 1.º de moins nourrir ; 2.º de ne pas exciter le goût par des substances trop sapides ; 3.º de faciliter l'assimilation du chyle qui n'est pas assez élaboré ; 4.º de soutenir durant ce temps l'activité des organes digestifs ; 5.º d'effacer l'habitude d'une nourriture trop animale.

En conséquence, les repas du vendredi et du samedi, comme de tous les jours affectés au maigre, pourront être aussi copieux que ceux des jours gras, pourvu qu'on prenne moins d'aliment proprement dit. Il faut donner à l'estomac le même volume de substances nutritives, avec moins de masse et d'excitation. Ce ne serait pas remplir l'objet du régime que de substituer aux viandes des légumes farineux, du poisson fibreux et compacte, des substances féculentes, huileuses, etc. On n'y trouverait qu'un avantage, celui de se réduire à une seule classe d'aliment. Les digestions restant presqu'aussi laborieuses qu'auparavant et fournissant un mauvais chyle, augmenteraient encore la masse des humeurs, déjà trop grande. Les assaisonnemens et les boissons excitantes, destinés à faire digérer cette nourriture fade et surabondante, n'échaufferaient pas moins, et useraient également la sensibilité des organes du goût et des premières voies. Est-ce faire maigre, en effet, que d'avoir une table abondamment fournie de mets succulens et variés? C'est se tromper sur le moyen et sur le but. Malheureusement pour les personnes dont le régime est si mal ordonné, l'abstinence et la sobriété leur sont plus nécessaires qu'aux autres.

La distinction que je viens d'établir entre le volume et la masse des alimens, est d'une grande utilité, non-seulement dans le régime de la santé, mais encore dans celui des maladies où l'on se propose de soutenir les forces de l'estomac, tandis que le corps réclame très-peu de nourriture. Voyons donc ce qu'on doit entendre par cette masse et ce volume.

L'aliment proprement dit, tel que je l'ai fait connaître d'après les auteurs anciens et modernes, est précisément la masse que l'on trouve combinée avec des substances plus ou moins volumineuses. Elle est presque pure dans la fécule de pommes de terrre, le manioc, le salep, et en petit volume dans les légumes farineux, le blé, le riz, les poissons, dont une très-petite quantité suffit pour nourrir beaucoup. Il y en a moins en proportion du volume, dans la pomme de terre cuite, le pain, le poisson bouilli, etc. Enfin, on en voit très-peu sous un grand volume, dans les fruits aqueux, acidules, les plantes herbacées, les racines tendres de la carotte, du navet, de la betterave, les bulbes de l'oignon, de l'ail, etc., etc.

Indépendamment des autres qualités du maigre, il faut donc toujours déterminer avec la plus grande attention, s'il doit nourrir en soutenant moins l'action de l'estomac ; ou nourrir et soutenir comme à l'ordinaire ; ou enfin soutenir par le volume sans nourrir autant par la masse. Car tantôt le corps demande des alimens qui fournissent beaucoup de chyle et ne fatiguent pas l'estomac, comme chez les enfans, chez les adultes qui ont souffert de la disette, ou dans certaines convalescences. Tantôt, l'état habituel réclame assez de masse alimentaire et de volume, pour que les forces soient soutenues et que le corps reçoive sa nourriture. D'autres fois enfin, les forces digestives doivent s'exercer sur le volume plus que sur la masse, attendu qu'il faut peu nourrir ; soit parce que l'assimilation se fait difficilement, comme chez des convalescens dont l'estomac est trop actif ; soit à raison de la surabondance des humeurs, comme dans les cas de plénitude. C'est pour remplir des indications analogues dans les maladies, qu'Hippocrate a dit : *melior est moles quam victus ;* et tous les praticiens savent combien il importe de les remplir, sur-tout dans les affections chroniques.

Ainsi donc la distinction entre la masse et le volume des alimens est fondée : 1.° sur la diversité des substances nutritives par rapport à ces deux qualités ; 2.° sur les différens états des forces digestives et assimilatives.

D'après ce que je viens d'exposer, celui qui conçoit bien la nécessité de varier les alimens et d'insister sur l'usage du maigre, au moins de temps à autre, pour ne pas s'exposer à l'abus des viandes, sentira bientôt combien est motivée l'application des préceptes relatifs à cette abstinence. Le maigre deux jours de la semaine suffisait à peine pour rompre l'habitude du gras et ranimer l'appétit, que l'usage continuel d'un aliment quelconque tend toujours à émousser ; aussi a-t-il fallu l'observer sans interruption dans la crainte d'en affaiblir l'effet. Du reste, l'Eglise les a fixés au vendredi et au samedi, afin que les bonnes dispositions morales qu'ils développent, servent à mieux sanctifier le dimanche, jour du repos et de la prière pour les fidèles.

Nous avons vu que les vigiles et les rogations irrégularisent le jeûne hebdomadaire, dont l'habitude pourrait avoir quelque danger sans cette condition, en même temps qu'elles augmentent la somme en maigre de l'année.

La règle générale prescrit le maigre : elle désigne même les espèces d'alimens parmi lesquels on peut choisir; mais elle se borne là. C'est à l'hygiène à diriger ce choix, d'autant plus essentiel qu'il pourrait être mal entendu et rendre ainsi l'abstinence impraticable. Combien de personnes qu'un mauvais maigre prive des bienfaits de cette institution!

Je l'ai déjà fait observer, les alimens n'ont pas une action uniforme sur tous les estomacs : elle diffère selon les principes qu'ils contiennent, et d'après la disposition de chaque individu, disposition très-variable elle-même. Or, quel moyen aura-t-on pour en déterminer l'emploi dans les circonstances où l'on se trouve? La marche qu'on doit suivre est naturelle. Il faudra prendre une connaissance suffisante des substances alimentaires, ce qui n'est pas très-difficile, et observer leurs effets sur le corps en s'aidant des lumières des gens de l'art. Il n'est personne qui ne parvienne ainsi en peu de temps à se diriger soi-même, et à juger quelles sont les modifications du régime les plus convenables.

J'énoncerai les qualités dominantes des

alimens en parlant de chacun d'eux. Tout
le monde sait ce qu'on doit entendre par
acide, doux, amer, aromatique, alcalin, fade,
acerbe, sec, aqueux, chaud, froid, etc., etc.
La simple application des sens donne l'idée
de ces propriétés. Il n'en est pas ainsi de
celles qui résultent des rapports des substances alimentaires avec les organes digestifs ;
on ne les apprécie que par le concours de
l'expérience et d'un raisonnement plus com-
plexe. Comment ces substances peuvent-elles
relâcher ou resserrer, stimuler ou affaiblir,
rafraîchir ou échauffer, agiter ou calmer,
lâcher le ventre, porter aux urines, à la
transpiration, etc., etc. ? La solution de ce
problême éclaire le médecin dans la prescription du régime. Quant aux gens du
monde, l'observation les instruit assez pour
l'utilité qu'ils doivent en retirer. Mon objet
n'est ici que de les guider dans l'acquisition
des connaissances hygiéniques dont ils ne
peuvent se passer. Je ne m'attacherai donc
point à leur présenter des explications qui
exigent de longues études. Il me suffira de
donner une notion courte et précise de ces
propriétés, afin qu'on puisse mieux con-

naître les alimens, et les employer ou les rejeter selon le besoin.

Ne nous écartons pas de la classification généralement reçue.

Les *relâchans* détendent la fibre et en diminuent le ton : tels sont les mucilages, le lait, l'huile, le beurre et toutes les substances d'une douceur fade.

Les *rafraîchissans* diminuent la chaleur animale en même temps qu'ils débilitent et relâchent : ce sont les substances acidules, légèrement salines ; les émulsions, les glaces.

Les *stimulans* augmentent la sensibilité, l'activité des organes, la chaleur animale : ce sont les substances aromatiques, spiritueuses, âcres ; telles que les radis, le céleri, le cresson, la carotte, le poireau, etc.

Les *astringens* ou *toniques* resserrent, tendent la fibre. On y comprend les substances amères, acerbes ; le riz, les œufs durs, le fromage fait, la nèfle, la sorbe, le coing, le thé, la grenade, la fleur de roses rouges, le cachou, etc.

Les *sédatifs* ou *stupéfians* émoussent la sensibilité, et diminuent ainsi le ton de la fibre : ce sont la laitue, la pêche, les amandes amères, le pourpier, les champignons, etc.

Les *sudorifiques* excitent la transpiration : tels sont la bourrache, la fleur de coqueli-cot, de sureau.

Les *laxatifs* lâchent le ventre : ce sont les fruits acidules cuits, tels que les pruneaux, les pommes, etc. ; les épinards, la chicorée, l'oseille, etc.

Les *diurétiques* provoquent les urines : ce sont les asperges, le persil, la turquette, le cerfeuil, les fruits acidules.

J'observe que ces propriétés des alimens ne sont pas toujours simples ; et que même dans l'état de simplicité, elles produisent des effets différens. C'est ainsi que la bourrache est tout-à-la-fois sudorifique et diurétique ; que le café est stimulant et amer ; que les fruits rouges, l'oseille, sont rafraîchissans et relâchans ; et que, d'une autre part, la laitue rafraîchit et stupéfie ; l'huile adoucit les humeurs et lâche le ventre ; la gomme relâche la fibre et calme la douleur causée par le resserrement.

Outre cela, chez les infirmes, ou quand la disposition individuelle, l'habitude, ont al-téré la santé, il arrive souvent que ces pro-

priétés sont annullées ou même changées.
Alors les épinards, l'oseille, les fruits acidules
cuits, ne lâchent pas le ventre ; le miel, le
fromage, agissent comme des poisons ; le
lait resserre les uns et cause le dévoiement
à d'autres. Celui-ci ne supporte pas les substances froides, rafraîchissantes ; celui-là digère mieux les alimens secs, rôtis ou frits ;
tel autre, ceux qui sont bouillis et très-hu-
mectés. Dans la grossesse, les femmes digèrent par fois très-bien, et préfèrent des substances dont l'odeur et le goût leur répugne-
raient en tout autre temps. On voit aussi
des alimens même très-doux et de facile décomposition, devenir stimulans lorsque
l'estomac est déjà irrité. Ces bisarreries de
la sensibilité et de l'action de l'estomac ne
sont pas toujours d'une longue durée, mais
dans tous les cas elles méritent la plus grande
attention.

Enfin, les alimens sont regardés comme
pesans, quand ils causent des pesanteurs d'estomac ; et légers quand ils n'en donnent
point. Ces expressions, quoique assez vagues,
sont néanmoins trop usitées pour que je les
passe sous silence. On range parmi les pre-

miers ceux qui sont très-nourrissans ou pris en trop grande quantité, ainsi que les substances peu nutritives et de difficile digestion. Les légumes secs, les pâtes, les poissons fibreux, leurs parties grasses ou compactes, comme le foie, les œufs, etc.; sont pesans. Au contraire, les légumes herbacés et doux ou légèrement acidules, amers ; les fruits et les racines tendres, les œufs frais, le fromage mou ; les poissons d'une chair fine, comme l'éperlan, la limande, le merlan, la truite, le goujon, etc., sont légers.

Je ne parlerai point des altérations des organes digestifs, qui donnent aux alimens une action relative, par laquelle ces derniers deviennent venteux, indigestes, et produisent des mucosités, des spasmes, des rapports acides, etc. Ce sont des états maladifs que les hommes de l'art peuvent seuls évaluer avec précision.

Le maigre dont je viens de désigner les différentes espèces, est celui qu'on indique généralement et sans autre exception. Il en est cependant qu'on ne saurait négliger, puisqu'elles servent à déterminer avec plus de rigueur l'usage qu'il faut faire des alimens. On les déduit de la considération des tempéramens, de l'âge, du sexe, de la profession de l'individu.

Je n'envisagerai ici que le régime qui convient à chacun d'eux. On en tirera cette conséquence nécessaire, que tous les autres sont plus ou moins mal combinés en pareille circonstance.

Ainsi, le tempérament sanguin, le plus favorable de tous, et dont les autres ne sont en quelque sorte qu'une dégénération, ne demande qu'une nourriture modérée et peu substantielle. Il lui faut beaucoup de végétaux herbacés, en salade ou cuits avec des assaisonnemens peu relevés ; des fruits aqueux, acidules, des racines tendres et douces, du lait, des œufs frais, du poisson léger ; mais très-peu de farineux, de stimulans, d'astringens, d'amers, d'aromates. Ces derniers ne pourraient qu'ajouter à la chaleur dejà trèsgrande du sang, à l'épaississement des humeurs en général, à l'excitation de la fibre, et développeraient bientôt la pléthore et l'irritation qui constituent la prédisposition aux maladies inflammatoires très-aiguës, ordinairement communes et funestes aux personnes de ce tempérament. Le régime rafraî-chissant est celui qu'ils doivent préférer dans tous les temps. Les toniques ne leur conviennent que lors de quelque faiblesse instantanée.

Le bilieux diffère du sanguin par la prédominance du système veineux, viscéral et musculaire : il est moins gras, mais avec des muscles plus forts. Quoique très-exposé aux affections inflammatoires, par la grande énergie vitale dont il est doué, il devient plus sujet aux altérations des viscères de l'abdomen, et par conséquent aux maladies bilieuses. Ayant un bon appétit et des digestions rapides, il résiste difficilement aux excès de table : ses organes éprouvent alors de l'irritation; et au lieu du sentiment vif et profond, du caractère ferme et de l'esprit juste qu'il avait reçus de la nature, on ne voit guère plus que des caprices, de l'entêtement ou de la faiblesse, et des opinions souvent fausses, parce qu'elles n'ont pas été bien conçues et suffisamment méditées.

La disposition physique établie, quel sera le régime le plus approprié? Il doit être

doux, rafraîchissant, plus nutritif que pour
le sanguin, et légèrement tonique. On y com-
binera les végétaux frais, les fruits rouges et
le poisson tendre, avec quelques amers, une
plus grande quantité de farineux, de poissons
fibreux. Les substances mucilagineuses, sucrées, les épices, les acidules, seront particulièrement utiles pour tenir le ventre libre
et prévenir ainsi les engorgemens des viscères
du bas-ventre.

Le mélancolique n'est que le tempérament
bilieux infirmé. Il a la fibre faible, délicate,
la sensibilité exaltée, et en un mot la prédisposition nerveuse très-prononcée. Aussi
est-il susceptible, irritable et généralement
débile. Ses alimens doivent être légers et
variés. Il digère avec peine les farineux, les
corps gras, le laitage, le poisson fibreux,
visqueux et compacte; les acides et les sels
l'irritent bientôt. Il redoute les aromates et
les excitans trop actifs qui entrent dans les
apprêts; mais il peut employer, avec modération et selon le besoin, les rafraîchissans,
les relâchans, les amers, les astringens et
autres toniques. Le maigre doux est celui qui
lui est le plus ordinairement approprié.

Le phlegmatique, ou lymphatique, offre beaucoup moins d'énergie vitale et d'excitabilité que les précédens. Il digère lentement et assimile mal ; aussi est-il toujours surchargé de fluides blancs. Il a les chairs molles, le teint pâle ; sa fraîcheur est de courte durée ; son caractère est doux, mais sans fermeté ; le défaut d'énergie et de sensibilité le rend paresseux, indolent, et le condamne à une existence presque passive. Dans cet état, un régime trop échauffant causerait des irritations et aurait l'inconvénient de déranger la digestion que l'on veut favoriser. Il faut cependant soutenir l'activité vitale dans les fonctions, puisqu'elle est évidemment trop faible. Ainsi donc on excitera, dans les proportions requises, avec des substances alimentaires, toniques, amères, aromatiques, âcres, astringentes. Celles qui sont alcalines seront préférées aux acidules. On prendra peu d'aliment proprement dit. Les corps féculens, mucilagineux, gras, huileux, sucrés, aqueux, sont généralement peu appropriés à cette constitution physique ; ils ôteraient à la fibre une partie de la force dont elle a besoin.

Dans l'enfance et dans la jeunesse, il faut nourrir, d'abord pour soutenir les forces, ensuite pour fournir à la croissance ; mais on stimule faiblement, parce que l'activité vitale est très-grande. La digestion se faisant avec rapidité, les alimens doivent être plus nutritifs et les repas plus fréquens. Chez les adultes on peut joindre parfois les excitans aux substances nourrissantes. Mais les vieillards, qui réparent peu, ont besoin de se soutenir avec des toniques, tels que les amers, les astringens et les spiritueux ; trop d'aliment proprement dit serait au-dessus de leurs forces digestives : ils éviteront donc les végétaux trop aqueux, rafraîchissans, relâchans, et les substances huileuses, les fécules, le poisson fibreux et les farineux en général.

L'homme digère mieux le maigre fort et nourrissant que la femme, à laquelle le maigre doux, les rafraîchissans mucilagineux, sucrés, sont plus appropriés.

Dans les pays chauds il est prudent de choisir un régime qui ne soit ni trop échauffant, ni trop rafraîchissant, ni trop nutritif. On y digère difficilement, et le corps très-

impressionnable fait redouter l'irritation
comme le relâchement. Les Septentrionaux,
au contraire, luttant sans cesse contre les
frimats, supportent mieux une nourriture
forte, et ne prennent que très-peu de rafraîchissans et de relâchans. Plus heureux, les
hommes qui habitent les régions tempérées
n'ont pas besoin de se soutenir comme dans
le nord, et peuvent faire usage de maigre
fort ou du maigre doux sans en être in-
commodés, pourvu qu'ils évitent les deux
extrêmes et qu'ils vivent sobrement.

L'opulence oisive, et souvent privée d'air
pur, préférera le maigre doux, les amers,
les astringens, se nourrira peu, et ne s'affai-
blira point par l'abus des substances sucrées,
fades, mucilagineuses, acidules, émulsives,
froides. Les aromates, les excitans, qui font
la base des apprêts de haut goût, l'irriteraient
trop ; elle doit également les rejeter.

Au total, le maigre, quoique utile à tous les
individus sous les divers rapports que j'ai
déjà fait connaître, est plus nécessaire à
l'homme qu'à la femme ; au sanguin et au
bilieux, qu'au mélancolique et au phlegmatique ; aux enfans et aux adultes, qu'aux

vieillards ; aux habitans des pays chauds et
tempérés, qu'à ceux du nord ; aux hommes.
laborieux et actifs, qu'aux riches affaiblis
par la mollesse et l'oisiveté ; aux constitutions
fortes, qu'à celles qui sont délicates.

N'oublions pas que les tempéramens varient selon les circonstances où l'on se trouve,
et qu'ils s'altèrent plus ou moins ; ce qui
oblige à modifier le régime, afin de le mettre
en rapport avec la disposition physique.

Ces notions générales sur le maigre étaient
indispensables pour donner aux gens du
monde une idée des alimens de cette classe,
et pour conduire à l'emploi raisonné qu'on
doit en faire. Elles prouvent déjà ce qui deviendra plus palpable dans la suite, qu'ils
sont très-variés, et qu'il n'est pas d'homme
en santé, quel que soit son genre de vie,
qui n'y trouve la nourriture dont il peut
avoir besoin les jours d'abstinence.

Ces notions nous éclairent en outre sur
les modifications qu'il faut apporter à la règle générale. J'ai posé en principe qu'on ne
saurait en prescrire la pratique aux personnes qui courent le danger de tomber malades
ou d'aggraver une maladie ? Mais motivera-

t-on les dispenses sur la difficulté plus ou moins grande de supporter le maigre ? Ce serait une erreur qui ne servirait qu'à maintenir dans leur faiblesse les hommes assez lâches pour ne pas se dominer eux-mêmes. Toutes les fois que le maigre ne peut nuire, il est réellement utile, et l'on ne doit à la rigueur, s'en faire dispenser que dans les cas de disette ou d'infirmité.

Des Assaisonnemens.

Tout aliment, avons-nous dit, doit être sapide, puisque sans cette condition, il n'aurait pas une action suffisante sur l'estomac et ne servirait point à la digestion. C'est ici que s'applique l'axiôme : *quod sapit, alit*, qui d'ailleurs manquerait de justesse ; car les aromates, les sels, les amers, les astringens, les acides, soutiennent simplement les forces, et ne nourriraient pas s'ils n'étaient combinés avec l'aliment proprement dit.

Mais les alimens n'ont pas toujours par eux-mêmes la saveur qui leur est nécessaire. On les assaisonne pour la leur donner ; et la science du cuisinier devient ainsi l'une des parties les plus importantes de l'hygiène. Les assaisonnemens ou condimens, selon quelques auteurs, sont, en effet, des substances sapides, destinées à modifier l'action des alimens, et à les mettre en rapport avec les forces digestives.

On distingue dans les assaisonnemens les saveurs suivantes : ce sont 1.°, les *excitantes*, qui comprennent les aromatiques, les âcres, les amères, les astringentes ; telles qu'on les observe dans la muscade, le poivre, le raifort, l'absynthe, le coing, etc. ; 2.°, les *débilitantes*, parmi lesquelles on range les acidules, les fades, les sucrées, les grasses et les narcotiques ou stupéfiantes ; telles que dans l'oseille, le sucre, les gelées végétales, les mucilages, les gommes, les fécules, les huiles, le pavot.

Lorsque ces saveurs se trouvent combinées ensemble dans des substances différentes, elles offrent :

1.° Les aromatiques amères, dans l'écorce d'orange, de citron ;

Id. Acres, dans les alliacées, le gingembre ;

Id. Acides, dans le citron, le melon ;

Id. Grasses, dans l'olive, le cacao, etc. ;

Id. Douces, dans la canelle;

Id. Astringentes, dans l'angélique;

2.° Les amères astringentes, dans les feuilles de laurier;

Id. Acres, dans le raifort sauvage;

Id. Acides, dans l'orange amère;

Id. Douces, dans la douce-amère, l'amande amère;

3.° Les âcres acides, dans le sel marin, (muriate de soude);

Id. Astringentes, dans l'aubergine;

4.° Les acides douces, dans la cerise, la prune, la groseille, l'épine vinette;

Id. Astringentes, dans le suc de grenade;

Id. Narcotiques, dans la pomme d'amour;

5.° Les fades narcotiques, dans la laitue.

Ces exemples suffiraient pour faire distinguer les substances analogues à celles que je viens de désigner. On pourra consulter du reste l'histoire naturelle des médicamens, des alimens et des poisons, par M. Virey, qui a donné une classification très-exacte des saveurs et des odeurs. Je ne parlerai pas des combinaisons moins simples et par conséquent difficiles à classer. La nature en fournit un grand nombre, et nos cuisiniers en font tous les jours, qu'ils caractérisent ordinairement par la saveur dominante. Je reviendrai bientôt à ces dernières en examinant les sauces.

Dans les apprêts on oppose les assaisonnemens doux aux substances âcres; les acidules aux sucrés; les amers, âcres, salés, aromatiques, aux fades, huileux, farineux; les mucilagineux aux astringens, *et vice versâ.* Ils servent, en un mot, à suppléer ce qui manque aux alimens pour les rendre tout à la fois plus agréables et plus faciles à digérer.

La saveur est en effet si essentielle aux alimens, qu'elle en constitue la principale qualité. Par elle seule ils offrent au goût et à la sensibilité des voies digestives, la stimulation variée qu'il faut pour soutenir l'activité des organes dans l'état moyen le plus convenable à la santé. C'est par elle qu'on explique la plus grande partie des phénomènes de l'alimentation; et tout le monde sait qu'elle soutient les forces vitales pendant un temps assez long, tandis que l'aliment proprement dit, donné seul, ne pourrait que les anéantir.

Il n'y a donc rien de plus essentiel, dans la préparation des alimens, que la combinaison des substances sapides. Mais plus il fallait de soin pour ne les employer que dans les proportions indiquées, plus la faiblesse, l'insouciance et le penchant pour les plaisirs de la table, y ont introduit d'abus. Toujours près de l'erreur et trop loin de la vérité, l'homme qui néglige de s'instruire et de remplir ses devoirs, ne saurait résister long-temps aux tentations qu'il éprouve sans cesse. Nos cuisiniers excellent dans l'art de séduire le goût, mais ils s'inquiètent fort peu de la santé : elle serait bientôt perdue, si l'hygiène n'obligeait pas à la plus grande réserve dans l'usage des assaisonnemens, et si l'on n'avait sous les yeux le hideux tableau des souffrances et de la dégradation des malheureux qui se sont livrés au plus funeste de tous les vices.

Les anciens n'avaient pour assaisonnement que la rhue, l'assa-fétida, les intestins de lapereau putréfiés et dissous dans la saumure ; et l'on conçoit aisément qu'ils n'étaient guère tentés de s'en régaler. Le plaisir de manger des viandes pouvait seul faire supporter ces sortes de saveurs uniquement destinées à faciliter la digestion quand l'estomac était trop faible. Mais sitôt qu'on eût doublé le Cap de Bonne-Espérance, et que les trésors du Nouveau-Monde furent ouverts aux Européens, les saveurs agréables des épices, jointes à celle des viandes qui font les délices de celui qui sait se renfermer dans les bornes de la sobriété, devinrent une nouvelle cause d'intempérance. On vit, dès cette époque, des hommes prétendus forts, secouant le joug des principes, mais toujours la proie des préjugés et des sophismes, se délecter sans mesure et entraîner tous ceux que leur exemple pourrait tromper. Il semble à les entendre que les assaisonnemens n'ont d'autre objet que d'exciter l'appétit, de donner un meilleur goût aux alimens, et de faire mieux digérer ceux qui sont de mauvaise qualité, ou dont on s'est gorgé. Bien plus, mettant dans ces sortes de digestifs une confiance qu'ils ne méritent pas, on n'a pas craint de s'exciter à manger, de multiplier les mets les plus délicats; on en a fait un mélange informe dans les cuisines comme dans l'estomac. La nature pouvait-elle tenir contre de tels écarts de régime?

Plus on stimule les organes, plus il faut augmenter la dose des saveurs pour soutenir les forces vitales, et l'on arrive enfin au plus haut degré d'excitation à laquelle succèdent ou la faiblesse extrême, ou des irritations sans nombre, et le désordre dans les actions organiques. Des digestions incomplètes, dont on ne s'aperçoit guère, on passe aux indigestions, et à des maladies plus ou moins graves qui ne finissent qu'avec la vie.

Il est sans doute permis de préférer les épices de ces temps modernes à celles des anciens. Ce choix est dans la nature : il n'y a de répréhensible que le mauvais emploi qu'on fait des assaisonnemens. Un tel abus ne peut qu'émousser le goût, affaiblir le besoin et détruire la santé ; il est contraire à la loi naturelle, et l'hygiène le condamne.

Nous envisagerons les assaisonnemens comme les alimens, sous le rapport de leurs propriétés. Les uns conviennent mieux aux personnes robustes, les autres aux individus faibles. On se sert des acidules contre la disposition alcaline, des amers contre celle qui est acide, des aromates pour relever le ton de la fibre, des astringens pour la soutenir, des narcotiques pour calmer, des mucilagineux doux pour détendre, relâcher, etc., etc.

Des Sauces et des Appréts.

Les assaisonnemens servent rarement seuls à modifier les alimens ; ils font ordinairement partie des sauces, et c'est alors, je pense, qu'il faut les désigner par le mot *condiment*, *condimentum* des Latins. Ils y sont combinés avec des substances huileuses, féculentes, extractives, mucilagineuses, etc., qui diminuent les saveurs trop âcres, aromatiques, spiritueuses et autres : aussi les sauces nourrissent-elles pour la plupart, en même temps qu'elles rendent les alimens plus agréables au goût. Malheureusement ces deux objets sont presque les seuls dont on s'occupe dans nos cuisines. Souvent on ne prend pas même la peine de donner aux substances qu'on prépare les qualités nécessaires. On se contente d'y masquer celles qui sont nuisibles : c'est le charlatanisme des cuisiniers.

Tous ces abus prennent leur origine, premièrement dans la licence des sens et particulièrement du goût ; en second lieu dans l'ignorance où l'on est en général des principes d'hygiène, qui règlent le régime le plus approprié à chaque disposition individuelle. Questionnez les gens du monde, les chefs des meilleures cuisines sur l'alimentation ; ils savent tout, excepté ce qu'il faut savoir pour assurer une bonne digestion, et par conséquent pour ne pas nuire. Serait-on surpris d'après cela que la manie de toujours sustenter et de multiplier les sauces dans la vue de satisfaire toutes les fantaisies des gourmets, soit la cause des dérangemens les plus ordinaires de la santé. « Voulez-vous savoir le nombre des » malades, dit Sénèque, voyez combien il y » a de cuisiniers. » (*Lettre* 85.me)

En examinant les sauces, sous le rapport des substances dont elles se composent, on peut les diviser suivant qu'elles stimulent ou qu'elles relâchent la fibre. Toutes les autres propriétés que leur donnent les substances sapides, nourrissantes, etc., se rattachent à ces deux grandes divisions. Il sera facile d'en calculer l'action d'après ce que j'ai dit des assaisonnemens qui leur servent de base ; on pourra dès-lors les employer d'une manière plus rationnelle.

Mais les sauces ne sont mises en usage que dans les apprêts. Arrêtons-nous un instant à ces derniers.

Les *appréts* ne sont pas toujours nécessaires aux alimens; le laitage, des fruits, des
racines, des semences, les huîtres, se mangent tels que la nature les produit.

Certaines substances alimentaires crues
sont seulement assaisonnées, comme les petites raves, les artichaux, les oignons,
qu'on prend avec du sel ou des épices.
. D'autres fois on joint au sel et au poivre de
l'huile et du vinaigre, pour faire ce qu'on
nomme *une salade ;* telles sont les salades de
laitue, d'anchois, etc.

Les substances qu'on fait cuire sont bouillies ou rôties, grillées, frites; on les met
aussi quelquefois en ragoût, etc.

On fait bouillir dans une assez grande
quantité d'eau, des substances alimentaires,
comme les carottes, les feuilles de chicorée, les artichaux, le poisson, les œufs, etc.;
elles y cuisent sans perdre beaucoup de leurs
principes nutritifs, et deviennent ordinairement très-tendres et de facile digestion. Les
œufs, les huîtres, etc., durcis au feu, sont
pesans, indigestes.

Cuites dans un petit volume de liquide, ces

substances ont plus de saveur et plus de suc ; c'est l'étuvée.

Les ragoûts ne sont que des étuvées auxquelles on ajoute des garnitures et une sauce appropriée. Les substances ainsi préparées se digèrent moins facilement que celles qu'on fait bouillir ou rôtir.

Rôties ou grillées, les substances alimentaires sont cuites dans leur suc, à moins qu'on ne les arrose avec un corps huileux qui ne les pénètre guère : aussi sont-elles plus sèches, fermes, sapides et de facile digestion.

La friture est une préparation qui se rapproche du rôti, en ce que le poisson, par exemple, y subit une coction rapide à la faveur de l'huile ou du beurre. Ces corps gras, chauffés à un plus haut degré que l'eau, se dessèchent à l'extérieur ; de sorte que la chair cuite dans son suc est très-douce, tandis que l'extérieur, qui a été saisi par l'huile bouillante, et qui en retient un peu, est plus ou moins âcre. On sait que les corps gras, soumis au feu, sont altérés et qu'ils perdent leur douceur.

Cuites à un feu très-vif, les pâtes composées de farine et d'eau, seraient très-indigestes si elles ne restaient assez humides et feuilletées, comme le pain, la pomme de terre, le vermicelle et toutes les pâtes de Gênes, etc.

Je ne parlerai point d'une foule d'apprêts mixtes, que l'on varie tous les jours; ils tiennent de ceux dont je viens de donner une idée, et participent de leurs propriétés.

Les uns et les autres peuvent être modifiés par des sauces fortes ou douces.

Dans les premières on fait entrer beaucoup d'épices ou du vin, des substances âcres, comme l'oignon, les câpres, l'ail, le persil, le laurier, le sel, des anchois, etc. On y rangera, 1.° la sauce à la *poivrade*, dans laquelle les aromates, les épices, et sur-tout le gros poivre, dominent; 2.° la sauce *piquante*, rendue telle par l'oignon, l'ail, le thym, l'échalotte, le persil, la carotte, etc., qu'elle contient; 3.° la *rémolade*, faite avec l'échalotte, le persil, la ciboule, l'ail, l'anchois, le poivre, la moutarde, les câpres, le sel, l'huile et le vinaigre; 4.° la *matelote*, dans laquelle dominent les épices, le vin, etc.

Les sauces douces sont, 1.° la *béchamel*,

qui n'est que de la crême bouillie, et légèrement salée ou sucrée ; 2.° la *poulette*, dans laquelle il n'entre que du lait, des jaunes d'œufs et très-peu d'acide ; 3.° la sauce *blanche*, qu'on fait avec le beurre, la farine, du sel et un peu d'eau ; 4.° les sauces *acidules*, aux tomates, au citron, etc. ; 5.° les sauces au *beurre roux*, ou au *beurre noir*.

La plupart des autres sauces n'offrent que des modifications de celles que je viens de citer ; on les trouvera sous les dénominations d'*aspic*, de *grande sauce*, d'*espagnole*, de *roux*, de *sauces à l'italienne*, *à la maître-d'hôtel*, etc., etc.

Sous quelque forme que l'on trouve les condimens, ils ne peuvent avoir cette qualité sans être liés par des corps huileux, des mucilages ou des jus ; tels sont le beurre, l'huile d'olive, les farines, les œufs, la chair ou le jus des poissons, etc. : or, ces substances contenant beaucoup d'aliment sous un petit volume, ils doivent être nécessairement très-nourrissans et indigestes. La grande quantité d'épices, d'aromates, d'âcres, d'acides qui les relèvent, ne pourraient leur ôter ce défaut très-grave.

En conséquence, les sauces les plus simples doivent être les plus saines ; encore faut-il ne s'en servir que le moins possible.

Au reste, dans leurs rapports avec les saisons, les sauces devraient être plus douces en hiver, plus acidules au printemps et en été, plus excitantes en automne.

Relativement aux âges, elles seront plus douces pour l'enfance, acidules pour les adultes, excitantes pour l'âge mûr, et astringentes pour les vieillards ; enfin, il en faut moins pour l'enfance et la vieillesse que pour le moyen âge.

De la Pâtisserie.

Toute pâte dans laquelle il entre du beurre ou de l'huile, des œufs, de la crême et même simplement du lait, est pesante, et ne peut être digérée que par un bon estomac ; la plus légère de toutes celles qui sont en usage, le biscuit d'office ou à la cuiller, serait encore indigeste, si l'on en prenait à la même dose que le pain : il ne faut donc en user qu'avec la plus grande modération, et s'en priver totalement lorsque les digestions sont laborieuses.

Toutes les pâtes de ce genre peuvent être réduites aux espèces suivantes, quelles que soient les modifications qu'on leur fait subir pour les varier : on y comprend depuis la plus légère jusqu'à la plus indigeste, et d'après une gradation exacte.

1.º La pâte à biscuit, qui est faite avec la fleur de farine, le blanc d'œuf fouetté, le sucre pilé, le jaune d'œuf, et l'eau ;

2.º La pâte à échaudés, composée de farine, d'œufs, de sel, d'eau et d'une petite quantité de beurre ;

3.º La pâte feuilletée, faite avec parties égales de beurre et de farine, le sel et l'eau ;

On se sert du feuilletage pour faire les tourtes chaudes ou froides, le biscuit de niauffe, la bouchée de confiture, les petits gâteaux feuilletés, les tartelettes, les petits pâtés, le petit cannelé, les gâteaux aux amandes, aux pralines, au fromage, à la polonaise, les vols-au-vent, les gâteaux des rois, etc ;

4.º La pâte à brioche, composée de farine, de levure, de beurre, d'œuf, de sel et d'eau ;

5.º La pâte royale chaude, qui se compose

de farine, de beurre, d'œuf, de sel, d'eau et de sucre: elle sert à faire le pain à la duchesse, le gâteau de Boulogne glacé, les gros choux, etc. On y met du lait ou de la crême en place d'eau pour faire le biscuit, la crême glacée, le petit choux à la crême, etc. ;

6.° La pâte à dresser, ou brisée, que l'on fait avec de la farine, le beurre, l'eau, le sel et le jaune d'œuf, est employée pour les pâtés chauds ou froids ;

7.° La pâte à l'huile pour la collation se compose de farine, d'huile, de sel et de lait ; on en fait des poissons, des petits oiseaux, des échaudés, etc.

8.° La pâte à pain d'épice est faite avec le miel, la farine, la potasse, le lait, la colle de poisson et l'écorce d'orange ou de citron. On recherche le pain d'épice de Hollande, de la Flandre, de Kœnisberg, de Dantzic ;

9.° La pâte pour les gâteaux de plomb est brisée, et se compose de farine, de beurre, de sel et de crême.

La pâtisserie est d'autant plus indigeste qu'elle contient plus de beurre, de jaunes d'œuf, de crême, et qu'elle est moins feuilletée. On y remplace souvent avec avantage la farine par la fécule de pommes de terre.

Des Confitures.

Un autre genre d'apprêt non moins usité que les précédens, est celui des confitures. Elles ont toutes pour base le sucre cuit sous forme d'un sirop ou cristallisé. Qu'il soit fourni par la substance confite, comme les fruits sucrés, ou par le sucre de la canne à sucre, par le miel ou par tout autre suc doux, il a dans tous les cas la propriété du sirop de sucre, et des corps avec lesquels il se trouve mêlé. Or, par lui-même le sirop est adoucissant et laxatif. Nous examinerons ses autres effets en parlant des substances qu'on fait entrer dans ces dernières.

Du reste, on distingue plusieurs sortes de confitures : ce sont les compotes, les marmelades, les conserves, les gelées, les confitures sirupeuses, les confitures sèches et les sucreries ou bonbons. On y comprend aussi les crêmes, les glaces, les sorbets, mais quelle que soit leur forme, le sucre se trouve toujours en sirop dans les premières voies, quand on les a mangées, et son action est à peu de chose près la même. Les confitures nourrissent en général très-peu. On ne les emploie que pour soutenir le goût d'une manière agréable et pour faciliter la digestion des alimens peu sapides ou trop excitans. Sous tout autre rapport elles seraient nuisibles. Observons enfin que l'usage des confitures est plus indiqué dans l'hiver que dans l'été, où la fibre est relâchée par les fruits mûrs et les végétaux faits ; dans le nord que dans le midi ; chez les adultes que chez les enfans et les vieillards. Du reste, les confitures sirupeuses paraissent moins indigestes que les confitures sèches.

Ici se termine ce que j'avais à dire des alimens et de leurs apprêts , tels qu'on les emploie les jours maigres. J'ai prouvé que l'on peut les modifier selon sa constitution , et que l'abstinence était absolument nécessaire à la santé. Mais pour éviter toute erreur dans cette pratique , il faut en saisir le véritable esprit et pouvoir raisonner les effets des privations sur le corps et sur l'âme ; il faut sur-tout consulter souvent l'expérience sur les forces digestives que l'on a , et l'ac-

tion des divers alimens dont on fait un usage
habituel, afin de déterminer avec le plus
d'exactitude qu'il est possible, jusqu'à quel
point on peut se nourrir les jours d'abstinence sans que l'estomac en souffre trop. L'hygiène ne lui laisse rien à désirer sous tous
ces rapports. Cette étude, il est vrai, n'est
guère indispensable qu'aux personnes qui
sortent quelquefois des bornes de la frugalité. Toutefois c'est pour l'avoir négligée
que la plupart d'entr'elles s'exposent à faire
une fausse application de la règle prescrite.
Il s'agit de se nourrir moins qu'à l'ordinaire,
et souvent elles prennent beaucoup d'aliment
sous un petit volume. Elles veulent abattre
l'exaltation des sens et des passions ; et les
épices, les apprêts délicats l'augmentent.
Elles suivent quelquefois la règle dans toute
sa rigueur, tandis que l'altération de leur
santé les met dans le cas d'une dispense.
Perdraient-elles ainsi le fruit de la meilleure
de toutes les institutions, si l'hygiène alimentaire leur était plus connue? Qu'on en
convienne de bonne foi, c'est par indifférence
et par irréflexion que l'on abandonne ces
pratiques utiles, lorsqu'on se croit assez ins-

truit pour diriger sa conduite d'après de faibles lumières.

Des Boissons.

Les boissons jouent un grand rôle dans l'abstinence. Les gens du monde qui ont toujours peur de mourir de faim quand ils ne mangent pas, seront surpris d'apprendre non seulement que les privations bien entendues contribuent au maintien de la santé; mais encore qu'elle est soutenue par les liquides même les moins nourrissans et dont on fait un usage ordinaire. Cette partie du régime est trop peu connue pour ne pas exiger ici quelques développemens.

On range parmi les boissons tous les liquides qui servent à étancher la soif et à la nutrition. Ainsi l'eau, le vin, le lait, l'oxicrat, le bouillon de poisson, l'eau d'orge, de laitue, le café, le chocolat sont de cette classe.

Elles diffèrent des alimens, en ce que les unes ne contiennent point d'aliment proprement dit, ce sont l'eau, le vin, l'eau-de-vie, le thé, etc.; et que les autres n'en contiennent pas assez pour nourrir seules, comme le lait, le chocolat, les émulsions, etc. Je ne parle ici que de l'âge adulte ; car on sait que le lait suffit dans les premiers mois de l'enfance, tandis que le chocolat serait alors trop nourrissant.

Dans l'état de santé, la soif indique ordinairement le besoin de prendre la boisson nécessaire à la digestion et à la réparation des pertes de fluides que le corps éprouve continuellement par la transpiration, les urines, etc. Cette déperdition étant considérable, la soif est en général plus pressante ; et se renouvelle plus fréquemment que la faim : mais elle peut tenir à des causes diverses qu'il importe de bien apprécier, si l'on veut ne pas commettre des fautes dans le régime.

La soif dépend, en effet, de l'excitation ou de l'exaltation des forces vitales ; ou de la faiblesse, ou d'une mauvaise distribution des forces. Le premier cas s'observe très-communément dans les maladies, comme dans l'état de santé infirmée. L'excitation est souvent causée par l'abus des alimens âcres, féculens ; aromatiques ; par des liqueurs spiritueuses (alcooliques), ou par un exercice forcé, une diète trop longue ; et l'irritation lui succède rapidement.

La faiblesse qui produit la soif, tient au relâchement des tissus, occasionné par l'abus des boissons fades, aqueuses, mucilagineuses. On la rencontre dans quelques hydropisies, dans une espèce de choléra-morbus, et dans plusieurs dispositions morbides. Plus on prend alors de ces boissons, moins on est désaltéré. Il faut endurer la soif, ou mieux encore avoir recours à des liquides toniques, et pris en petite quantité.

Enfin, la distribution vicieuse des forces vitales est la cause la plus ordinaire de la soif. On l'observe dans telle ou telle boisson, lors de spasme et sur-tout d'irritation ou de phlogose locale dans les organes digestifs. Elle donne lieu à des alternatives de desir et d'inappétence des liquides ; ou bien on éprouve le simple sentiment de l'altération, lequel diffère beaucoup de la soif réelle, c'est-à-dire, qui est dans les justes rapports qu'elle doit avoir avec le besoin de boisson. Ces trois genres de cause existent , quoique moins prononcés , dans l'état sain comme dans l'état maladif.

Il sera maintenant facile de juger comment on a pu concevoir que les liquides potables ne rompent point le jeûne : *liquidum non frangit jejunium.* La soif étant plus pénible à supporter que la faim, il était naturel de laisser aux individus faibles les moyens de satisfaire un besoin qui est souvent trop impérieux, celui des boissons et même des alimens qu'elles contiennent. Ces boissons, prises dans l'unique intention de modérer l'excès de soif, ne font point perdre le fruit de l'abstinence : elles ont même, lorsqu'on en use avec discernement, l'avantage de favoriser ses effets, car ils remédient aux mauvaises dispositions vitales, et font supporter plus facilement les privations nécessaires à la conservation de la santé.

L'hygiène détermine l'usage des boissons comme celui des alimens. Le besoin de boire et celui de manger ayant un même but, la nutrition, et s'annonçant par deux sensations analogues, la faim et la soif, devaient être satisfaits d'après le même principe. Il s'agit toujours, en effet, de tenir les forces vitales dans la meilleure harmonie, et le jeu des fonctions dans l'activité moyenne qui constitue l'état sain. La soif et la faim ont été mises, par quelques auteurs, au nombre des sens.

Des Boissons aqueuses.

L'eau est la première et la plus salubre de toutes les boissons ; mais, pour être potable, il faut qu'elle soit douce, légère, limpide, fraîche, sans odeur, et sans autre saveur que celle que lui donne l'air atmosphérique, à. moins qu'on ne la prenne combinée avec des substances sapides, ou qu'elle ne serve à la médication, comme pour faciliter le vomissement, appaiser l'irritation de l'estomac, etc.

Au reste, c'est le liquide le plus généralement répandu dans la nature, le seul dont les animaux se servent, et celui qui convient le plus à l'homme.

L'eau pure serait trop fade pour être bonne à boire : les eaux de neige, l'eau de pluie, l'eau distillée, manquent de saveur. On ne trouve cette qualité qu'aux eaux de source, des puits, des fleuves et des rivières : elle dépend non-seulement de la combinaison de l'eau avec l'air atmosphérique, mais de quelques sels tenus en dissolution dans ce liquide. On rejette comme nuisibles les eaux stagnantes des citernes, celles qui sont trop séléniteuses, l'eau de la mer, et la plupart

des eaux minérales dont l'usage exige un régime particulier.

L'eau potable désaltère, rafraîchit, délaie
les humeurs, entretient l'humidité des tissus
organiques. On observe que les hydropotes
ont en général beaucoup de vivacité, l'esprit
plus net, les facultés mentales plus libres, les
humeurs plus pures, l'appétit plus aiguisé,
le corps plus agile et moins sujet aux inflammations.

Cependant lorsqu'on en boit trop, elle
relâche les tissus, diminue l'action vitale et
dérange la digestion.

L'eau froide est nuisible toutes les fois
qu'elle ne sert pas à diminuer l'excès de
chaleur vitale ; encore faut-il la boire avec
précaution, afin qu'elle ne cause pas un re-
froidissement trop subit. Si le corps est très-
échauffé, ou si l'eau est à la glace, on s'expose en la buvant à une inflammation violente de quelque organe. Les glaces, même
combinées avec des spiritueux, des aromates,
ne sont pas moins dangereuses.

L'eau tiède relâche l'estomac, cause des
nausées ou le vomissement, ralentit la digestion et affaiblit ; mais très-chaude, elle irrite

en cédant trop promptement son calorique
aux tissus qu'elle touche : ses effets sur l'estomac se rapprochent de ceux de l'eau bouillante sur la main.

Les boissons aqueuses composées sont dé-
layantes par le liquide qui en est la base,
et participent de la propriété des substances
qu'elles contiennent. On les divisera donc
selon qu'elles excitent ou qu'elles relâchent.
Dans la première classe on range celles qui
sont fades (l'eau de guimauve, d'orge, de
gomme arabique); les douces (l'eau sucrée,
l'hydromel); les acidules (la limonade, l'eau
de groseille, l'orangeade); les narcotiques
(l'eau de laitue, de nénuphar); les nutritives
(l'émulsion, le lait de poule, le bouillon de
poisson); et au nombre des *excitantes*, celles
qui sont amères (l'eau de houblon, d'absinthe, de petite centaurée); les aromatiques
(l'eau de tilleul, de mélisse, le thé, le café);
les âcres (l'eau légèrement salée, la décoction de raifort sauvage). D'ailleurs leur action doit varier selon qu'on les prendra
froides ou chaudes.

La limonade, par exemple, qu'on fait
avec l'eau, le suc de limon, le sucre et l'huile

essentielle de ce fruit, est délayante, rafraîchissante, quelquefois trop froide pour les
personnes d'un estomac débile ou dont les
humeurs sont trop arides ; d'autres fois même
irritante quand l'estomac est très-impres-
sionnable.

On trouvera des propriétés analogues à
l'eau acidulée avec le vinaigre (*posca* des
anciens), ou avec le suc de groseille, d'épi-
ne-vinette, etc.

Mais si au lieu d'eau froide on emploie
l'eau bouillante, pour la prendre ensuite à
une chaleur modérée, cette boisson détend,
relâche davantage, et agit alors comme
toutes les tisanes de chicorée, d'oseille, de
violette, de mauve, de guimauve, etc.

La saveur qu'on donne à l'eau par la décoction, l'infusion à chaud ou à froid de ces
substances, n'est souvent qu'une sorte d'assaisonnement, sans lequel ce liquide affai-
blirait trop le goût et l'estomac. Aussi des
écrivains n'ont-ils trouvé à ces boissons
que les vertus de l'eau chaude. Cette opinion, qui n'est pas très-juste relativement
aux infusions relâchantes, puisqu'il faut y
tenir compte des propriétés de la substance

qu'elles contiennent, l'est encore moins par rapport au thé, au café, au chocolat, aux décoctions de plantes âcres, aromatiques, amères, etc., qui produisent l'excitation, malgré l'eau avec laquelle on les prépare. Si l'on a blâmé ces boissons, ce n'est point parce qu'elles sont chaudes, mais bien parce qu'on les prend trop chaudes ; car elles déterminent alors des maladies d'estomac ordinairement très-graves.

Le thé est un stimulant âcre, aromatique et légèrement astringent. Son âcreté se manifeste dans les humeurs, son astriction dans la fibre, et son excitation sur le système nerveux. Infusé dans un grand volume d'eau, il en corrige la fadeur et ne stimule que faiblement : c'est dans ces proportions qu'on le prescrit pour seconder l'action des purgatifs, qui sont presque tous irritans. Il n'aurait pas cet effet si on le prenait plus chargé, comme après les repas, dans le dessein de faciliter la digestion. Lorsque le thé est fort, ou qu'on en use très-souvent, il exalte la sensibilité, cause des spasmes, l'état inflammatoire, provoque les urines et quelquefois la transpiration, accélère la circulation du sang, empêche le sommeil et rend plus impressionnable.

Le café préparé (1) est une boisson âcre et aromatique, qu'on fait par infusion ou décoction. La première contient plus d'arôme et moins de principe amer ; la seconde a plus d'amertume que d'arôme. La partie amère du café étant tonique et l'arôme excitant, on conçoit que l'infusion doit être plus excitante et la décoction plus stomachique, à raison du principe qui domine dans chacune d'elles. L'eau n'y entre que comme récipient, et en trop petite quantité pour laisser le moindre doute sur les propriétés de cette boisson. Lors de débilité, le café ranime les forces vitales avec une rapidité extrême : mais on le voit tous les jours aggraver l'état d'irritation, donner lieu à des névroses (maux de nerfs), agiter tout le système, ôter le sommeil, etc., etc.

Lorsqu'on le prend avec du lait, ce dernier l'affaiblit, et diminue l'excitation qu'il causerait dans l'estomac : c'est alors une boisson nourrissante.

Dans le cacao (2) l'arôme est combiné avec

____

(1) *Voyez* le Tableau des substances alimentaires.
(2) *Voyez* Idem.

une substance huileuse, qui se fige facilement, et prend le nom de *beurre de cacao.*
La décoction de cette semence torréfiée est
donc excitante; mais la partie huileuse en
adoucit l'action en relâchant la fibre. C'est
une boisson légère et très-agréable, que l'on
adoucit encore davantage avec du lait ou
beaucoup d'eau.

Le chocolat qu'on prépare avec l'amande
torrifiée et broyée, du sucre et une petite
quantité d'eau, est plus excitant que la décoction de cacao, parce que l'arôme y est
plus rapproché. Mais le parenchyme de l'a-
mande se digère difficilement : on ne le supporte qu'à raison de la petite quantité qu'il
y en a dans cette boisson. Telle est la com_
position du chocolat le plus sain.

On le trouve rarement dans le commerce :
il y est presque toujours mêlé avec la canelle
ou la vanille qui en augmentent la propriété
échauffante, et avec des fécules qui en font
un aliment très-indigeste, parce qu'en général on ne les fait pas assez cuire.

Pour être permis les jours de jeûne, le
chocolat ne doit contenir que du cacao et du
sucre, formant une espèce d'émulsion, qu'on

aromatise selon le besoin par l'addition d'un peu de canelle, de vanille, etc. Si l'on y joignait des fécules, il pourrait devenir trop nourrissant.

L'abus du chocolat échauffe, épaissit les humeurs, en altère la circulation et la sécrétion. *Le chocolat me rabettit lorsque j'en prends*, dit Zimmermann, *et il produit les mêmes effets sur d'autres.* Cette boisson est nuisible aux hommes replets, sédentaires, débiles, et les dispose à l'apoplexie.

Il n'en est pas ainsi de la décoction simple de cacao, ni du chocolat délayé à grande eau ; c'est une boisson fort usitée en Espagne, en Portugal. On la donne avec succès dans certains cas de phthisie, où l'estomac ne digère pas les alimens très-nourrissans, et où il faut soutenir les forces d'ailleurs débilitées par les tisanes, les saignées et les mucilagineux. Elle est sur-tout très-propre à préserver de cette cruelle maladie, pourvu qu'on en seconde l'effet par un régime approprié : mais comme il faut éviter de saturer le goût, on aura l'attention d'en suspendre de temps en temps l'usage durant quelques jours.

Des Boissons fermentées.

Les premières sont celles qui contiennent beaucoup d'eau; telles sont la bierre, le cidre, le poiré, etc.

L'orge d'Europe fermenté avec des substances amères, donne la bierre. Les Chinois la font avec le riz, et l'appellent *saki*; les Américains avec le blé maïs : c'est leur *chica*. Mais quelle qu'en soit la base, ces espèces de bierre présentent à l'analyse beaucoup de mucilage, peu de partie alcoholique (spiritueuse), et une grande quantité de gaz acide carbonique. Cette boisson soutient légèrement, délaye et rafraîchit. Si par fois elle enivre, c'est en relâchant la fibre et en arrêtant ainsi la circulation du sang dans la tête, d'où l'on a conclu, et l'expérience le prouve, qu'un petit verre d'eau-de-vie dissipe cette ivresse.

La fermentation spiritueuse du sucre des pommes, des poires et de plusieurs autres fruits, fournit de petits vins doux et très-agréables : tels sont le cidre, le poiré, l'hydromel, etc. Cette boisson est piquante et porte aux urines; mais ses premiers effets durent peu; elle relâche ensuite, parce qu'elle est douce et mucilagineuse.

On obtient le vin de la fermentation alcoholique du suc de raisin. Il y en a de plusieurs espèces, qui diffèrent entr'elles par la nature des principes qui les constituent et par les proportions dans lesquelles ils sont combinés. Ainsi, selon la prédominance de ces principes, le vin est doux ou acidule, amer, aromatique, astringent ou sec. Toutes les variétés que l'on rencontre se rapportent à ces espèces primitives, d'après lesquelles il sera facile de juger leur propriété (1). On appréciera de même celle des vins qui sont tout à la fois doux et spiritueux, comme le Malaga, le Madère, etc.; doux et aromatiques comme le Frontignan, etc.; spiritueux et astringens comme l'Hermitage; etc., etc. Mais le principe qui domine plus ou moins dans tous les vins, c'est l'alcohol qui les rend très-actifs et par suite très-dangereux lorsqu'on en abuse.

Le vin est, en effet, toujours stimulant,

____

(1) *Voyez* le mot *Raisin* dans le Tableau des substances alimentaires.

échauffant ; et dès qu'on en prend trop, il irrite, il enivre et ôte ainsi l'énergie qu'il avait pu donner d'abord. Zimmerman observe judicieusement que le vin mine les forces, détruit toutes les facultés de l'âme, et cause des vomissemens, des fièvres, des convulsions, la fureur, et quelquefois la mort. L'expérience nous a également démontré que les buveurs s'exposent à la goutte, à l'asthme, à l'hydropisie, à l'aliénation mentale, à l'apoplexie, etc. ; *Sapientes ipsos ad amentiam impellit vinum*; Sthenélus.

Des Boissons spiritueuses.

Séparée du vin par la distillation, la partie spiritueuse ou alcoholique constitue l'eau-de-vie de 18 à 20 degrés, et l'esprit-de-vin ou l'alcool, lorsque cette eau-de-vie concentrée donne de 3o à 36 degrés de l'aréomètre.

L'alcool sert à la composition des teintures, et ne se prend qu'à la dose de quelques gouttes sur du sucre, ou dans une cuillerée de vin ou d'eau sucrée, etc.

L'eau-de-vie étant beaucoup plus faible,

______

(1) Traité de l'Expérience en médecine.

peut être prise à la dose de quelques gros et même de quelques onces quand on en a l'habitude.

Il en est ainsi des liqueurs qu'on prépare avec l'eau de-vie et des substances aromatiques ou amères, âcres, astringentes, etc. ; et du sucre : telles sont l'anisette, l'eau d'absinthe, le kirchwaser, etc.

Le premier effet des boissons spiritueuses est d'exciter si la sensibilité de l'estomac est diminuée, et d'irriter s'il est dans l'activité moyenne qui constitue la santé. Il n'y a personne qui puisse en commencer l'usage sans répugnance. Il faut s'y habituer pour les supporter sans en être indisposé, et pour y trouver un goût agréable. Le goût est ensuite réellement perverti, bien que cette comption s'identifie comme tant d'autres avec l'état ordinaire de la santé.

Les eaux-de-vie qu'on retire des graines céréales, telles que le riz, qui donne le *rak* ; ou des pommes de terre, du sucre qui fournit le *rhum* ; etc., etc., ont la même propriété que celle du vin.

D'après l'analogie des tissus de la bouche avec ceux de l'estomac, il est évident que ces boissons doivent avoir la même action sur l'une et sur l'autre. Or, que l'on garde quelques instans dans la bouche un petit verre d'eau-de-vie, on sent aussitôt une chaleur âcre qui se propage rapidement dans toute la tête, et qui cause la rougeur, le gonflement de la membrane muqueuse, et la sensation d'une brûlure. Ces effets seront relatifs à la quantité d'alcool contenue dans la liqueur, à la disposition des organes et à l'habitude. Ainsi le vin les produira facilement, tandis que l'alcool, à la même dose que l'eau-de-vie ou les liqueurs, donnera lieu à une inflammation aiguë, etc., etc.

Dans l'estomac, la présence de l'eau-de-vie produit également la sensation d'une chaleur forte qui se communique bientôt à tout le système. Il est certain que la membrane muqueuse qui revêt l'intérieur de cet organe, est devenue rouge, gonflée, irritée presqu'au premier degré de l'inflammation.

Voilà ce qu'opèrent ces boissons quand l'estomac est libre, comme quand on en prend à jeun. S'il est moins vivement atteint lorsqu'elles s'y mêlent avec des alimens, il en souffre cependant beaucoup encore toutes les fois qu'elles irritent ses tissus.

L'habitude elle-même qui peut, en émoussant la sensibilité, familiariser avec l'abus des liqueurs spiritueuses, ne prévient pas toujours contre cette irritation : car à mesure que l'on est moins excité, on tend à augmenter la dose du stimulant, et l'on s'expose alors à la porter au-delà des proportions convenables, c'est-à-dire, à produire l'irritation au lieu d'une simple excitation.

Suivant les effets de ces boissons prises à la dose que j'ai déterminée, leur action paraît se porter spécialement sur les organes digestifs et sur le systême nerveux, puisqu'il s'ensuit une excitation, ou une irritation rapide et générale ; la chaleur est augmentée, ainsi que l'activité de tous les organes : le corps devient plus impressionnable ; la fibre paraît plus tendue, et l'éréthisme est tel, qu'on doit le considérer comme une prédisposition à des névroses (maladies des nerfs), ou à des inflammations, c'est-à-dire, aux maladies les plus graves, qu'une forte émotion de l'âme, une transition subite du chaud au froid, pourrait déterminer dans ce moment.

Je suppose ici une bonne harmonie des

forces vitales, car s'il existait quelque disposition à des spasmes, à des phlogoses,
l'irritation de l'estomac sera immédiatement
suivie d'un état morbide.

Les hommes habitués à ces boissons courent un autre danger. Plus on en boit, plus
le besoin d'en prendre s'accroît ; car si elles
étanchent la soif quelques instans, elles l'augmentent ensuite. La sensibilité s'émousse à
mesure qu'on double les doses, et on arrive
enfin au plus haut degré d'excitation après
lequel il n'est plus possible d'exciter. La faiblesse est si grande, que les digestions sont
presque nulles. On retombe dans l'abattement, et la vie résiste à peine aux causes de
destruction.

Quant aux maladies dont les buveurs sont
menacés avant d'atteindre ce dernier période
d'épuisement, on y remarque les hydropisies, les fièvres, les inflammations chroniques, sur-tout de l'estomac et de la poitrine ; les lésions du système nerveux, de la
nutrition, etc.

Lorsqu'au lieu de réitérer souvent une
petite dose de liqueur, ou même en conti-
nuant l'habitude, on se permet d'en pren-

dre trop, l'éréthisme est général, la tête s'échauffe, on passe à l'état d'ivresse, et l'apoplexie, les convulsions, la démence en sont par fois la suite.

Un savant a signalé dernièrement un effet particulier de l'abus des spiritueux. Lorsque par suite de la débilité des organes, ces boissons ne sont pas entièrement décomposées, elles passent dans les fluides et sont rejetées par les excrétoires, sur-tout par la transpiration insensible. La matière perspirable en est quelquefois tellement chargée, qu'elle met le corps dans une atmosphère inflammable, et qu'une bougie allumée peut l'exposer à une combustion rapide. C'est du moins ainsi qu'on explique les combustions humaines, qui ne peuvent être attribuées à aucune autre cause apparente.

J'ai dit que les boissons spiritueuses étaient propres à relever les forces de l'estomac et de tout le systême. Tout le monde sait qu'elles facilitent la digestion dans les cas malheureusement très-communs d'intempérance, où l'on craint quelque dérangement par débilité. Mais ce qu'on ignore, ainsi que les dangers dont nous venons de parler, c'est qu'il y a plusieurs moyens préférables à celui-là, de remplir la même indication. Le plus certain serait d'abord de ne pas trop charger l'estomac, de n'employer que de bons alimens, et de pratiquer les abstinences réglées. Ensuite lorsqu'on a eu le malheur de s'exposer à une indigestion, il faudrait recourir à des stimulans aromatiques ou amers, astringens ; quelquefois même aux substances sucrées. Les premiers, comme le thé, le café, soutiennent le ton de l'estomac ; les autres, tels qu'un verre d'eau sucrée, d'infusion de fleurs de violette, ou de feuilles d'oranger, éteignent l'irritation et facilitent le travail de la nature, en détruisant l'obstacle qui s'y opposait.

Si l'habitude est contractée, on l'effacera en diminuant progressivement la dose des liqueurs ; et quand on cessera totalement d'en prendre, il faudra soutenir le ton de l'estomac par l'usage de quelques amers, comme le vin d'absinthe ou l'infusion aqueuse de houblon mêlée avec du vin, etc. Il serait très-dangereux de rompre trop rapidement une habitude ancienne. Enfin, pour s'en préserver à l'avenir, on observera ponctuellement les abstinences régulières que l'Eglise prescrit.

Ne serait-il pas à désirer que l'eau-de-vie et toutes les liqueurs dont elle est la base fussent prohibées chez nous par une loi, comme le vin l'a été chez les Mahométans ? Ce moyen de ramener l'homme à la loi naturelle n'est point indifférent, et l'on ne saurait en négliger aucun. Les eaux-de-vie sont un produit de l'art ; elles ne furent connues qu'en 1500, époque à laquelle Arnaud de Villeneuve les introduisit en Europe : elles sont généralement nuisibles, si j'en excepte quelques cas très-rares : nous pouvons, nous devons donc y renoncer. Galien les défendait aux jeunes gens jusqu'à l'âge de dix-huit ans ; et on ne les tolère aujourd'hui qu'à raison de l'habitude dont il importe de secouer le joug le plus tôt possible. Des liqueurs aussi fortes ne doivent appartenir qu'au domaine de la matière médicale et de la thérapeutique.

L'action des boissons excitantes, et sur-tout des liqueurs alcooliques, sur l'estomac, causant des accidens très-graves, peut-on en user les jours d'abstinence, dans d'autres vues que d'obvier à la débilité de l'estomac ? La solu-

tion de cette question se déduira aisément de
tout ce que je viens d'exposer, sur leur utilité
et sur leur emploi. La religion garde le
silence à cet égard; j'en ai déjà fait connaître les motifs. Mais elle s'élève fortement contre l'ivresse et l'intempérance.
L'Eglise défend donc implicitement ces boissons les jours de jeûne, où elles deviennent
nuisibles, même à la plus faible dose. Emous-
ser l'appétit par des liqueurs excitantes, ce
ne serait pas remplir l'objet de l'abstinence
des alimens: car, en ôtant le désir on le détruit, et il n'y aurait aucun effort à faire pour
lui résister.

Des Boissons nourrissantes.

On peut mettre au nombre des boissons
nourrissantes la décoction des semences féculentes, légumineuses, émulsives ; les bouil-
lons de plantes, de racines et de fruits
dont le parenchyme est mucilagineux, gé-
latineux, et qu'on assaisonne ; le bouillon de
poisson, le lait, la solution d'un jaune d'œuf
dans l'eau sucrée, etc.

On fait avec l'orge, le riz, l'avoine, l'espeautre, le froment et d'autres graines céréales, une décoction par laquelle l'eau se charge d'une assez grande quantité de mucilage, de fécule; et qui, sans perdre la consistance d'un simple bouillon, peut cependant nourrir beaucoup. La fadeur en est ordinairement corrigée avec du sel ou du sucre, du beurre, des aromates, etc.

Le bouillon de légumes farineux, de marrons, se charge aussi d'une purée très-nourrissante. On le relève avec du sel et des plantes alliacées, etc.

Le bouillon de tortue, de grenouilles, de carpe, de morue, etc., nourrit par la gélatine, la matière huileuse, et d'autres substances animales que dégage leur ébullition dans l'eau. On l'assaisonne avec le sel, les épices, des racines, des aromates, etc.

Le bouillon d'amandes n'est qu'une émulsion, cuite avec du sucre et des aromates.

On prépare le bouillon maigre avec des choux, des carottes, des panets, des oignons, des navets, du persil, du céleri, de l'oseille, de la poirée, du cerfeuil, des pois, du sel, de l'huile ou du beurre, et des épices : le

tout cuit dans une suffisante quantité d'eau.
Il est très-peu nourrissant.

Le lait nourrit par le beurre, le fromage
et le sérum sucré, qui le constituent.

Le jaune d'œuf délayé dans l'eau, forme
une espèce de lait ou d'émulsion, qui nourrit beaucoup.

Les boissons nutritives sont relâchantes
comme le bouillon des racines, etc., ou
adoucissantes comme la décoction d'orge, de
froment, de poisson, etc. : il faut observer
de ne les relever qu'avec des assaisonnemens
propres à leur donner la saveur nécessaire
pour en faciliter la digestion.

L'abus des boissons en général est plus à
craindre que celui des alimens ; d'abord,
parce qu'on en a un besoin plus fréquent,
et qu'on est plus souvent porté à y revenir
pour satisfaire le goût ; ensuite parce qu'elles
ont l'inconvénient de relâcher ou d'exciter,
de resserrer, de délayer beaucoup. Or, toutes
les fois que le besoin est déterminé, et qu'on
ne remplit pas très-exactement cette indication, il y a défaut ou excès ; et c'est ce dernier qui est le plus ordinaire. Un autre abus

plus grand encore, est celui de prendre une boisson qui n'est pas indiquée, comme de relâcher quand il faudrait resserrer, de rafraîchir lorsqu'il s'agirait d'exciter, de nourrir quand le corps est trop chargé d'alimens, etc. ; ainsi, soit par excès, soit par une fausse application, les boissons peuvent s'opposer aux bons effets de l'abstinence. Affaiblissent-elles trop l'estomac ? il ne la supporte qu'avec peine. L'excitent-elles trop ? le goût en est fatigué. Nourrissent-elles plus qu'il ne faut ? c'est ne pas jeûner. La difficulté sera toujours de réduire leur usage à ses justes bornes, même en se privant pour jeûner, et en ne buvant que pour calmer l'irritation, lorsqu'elle survient.

En dernière analyse, les boissons telles que je les ai désignées, doivent servir durant le jeûne, 1.º à remplacer l'excès de la déperdition des fluides aqueux qui se fait par les excrétions ; 2.º à empêcher que l'estomac ne tombe dans une trop grande faiblesse ; 3.º à soutenir les forces vitales, et même à sustenter les personnes délicates, pour qu'elles supportent l'abstinence sans accident.

Que l'on n'imagine donc pas être toujours

autorisé, les jours de jeûne, à remplacer le chocolat avec du pain, par le chocolat seul ; le café au lait, par le lait seul ; le déjeûner à la fourchette par quelques verres de vin ou d'eau-de-vie, ou de bouillon maigre. Ces boissons excitantes ou nutritives ne doivent être permises que dans les cas d'exception. Quelque légère qu'en soit la dose, elle pourrait être en excès relativement au régime, et par cela même contraire à la santé.

Pris à la rigueur, le jeûne doit exiger la privation des boissons, non comme je l'ai déjà dit, au même degré que les alimens puisque le besoin ne le permet pas ; mais afin de ne pas éteindre la soif, et d'éviter que la surabondance des liquides ne fatigue les vaisseaux qui les contiennent. Cette privation déterminée d'après les règles de l'hygiène, concourra au but général de l'abstinence des alimens, qui est de fortifier. Chez les Lacédémoniens, on accoutumait les enfans à souffrir la soif, pour qu'ils supportassent plus facilement la vie dure.

La boisson la plus conforme à l'esprit du jeûne, serait sans doute l'eau, si la disposition individuelle ne variait pas. Ce liquide

que la nature semble offrir préférablement
à tous les autres, aux animaux comme à
l'homme, est en effet le plus simple, le plus
constamment agréable, et le plus approprié
à la réfection du corps; mais il ne suffit pas
dans tous les cas pour soutenir les forces.
Faudrait-il alors interrompre le jeûne, et ne
serait-il pas plus convenable de le modifier
selon le besoin ? Nous avons déjà donné les
principes d'après lesquels on doit se régler à
ce sujet.

Ainsi, ce fut une maxime reçue de tous
les pères de l'Église grecque et de l'Église
latine, de s'abstenir de vin et de viande. St.-
Jérôme fait consister le jeûne rigoureux dans
le seul usage du pain et de l'eau. Si l'habitude
ne permet pas à tous les individus de se passer entièrement de vin dans les repas, le précepte veut au moins qu'on ne l'emploie qu'autant qu'il est réellement indiqué par la mauvaise santé. On doit se priver, par la même
raison, de toutes les liqueurs spiritueuses
quelconques, des boissons excitantes, amères, aromatiques, ou autres, qui ne pourraient qu'exalter les sens et l'imagination.
Les boissons nourrissantes ne sont pas moins
interdites.

Hors les repas, l'eau même ne peut être permise que dans l'intention de se soustraire à une maladie imminente; supporter la soif, tant qu'il n'y a aucun danger, c'est la combattre, afin qu'elle n'oblige pas dans la suite à boire plus que le besoin ne le demande. Aussi le jeûne, selon l'Église, comprend-il la privation de tout ce qui nourrit et de tout ce qui désaltère.

Mais si l'intensité de la soif faisait craindre l'irritation des voies digestives, on l'appaiserait avec quelques cuillerées d'eau chaude, comme le pratiquaient les moines de l'ordre de Clervaux. Hippocrate conseille aussi de fermer la bouche, de garder le silence et de respirer un air frais; *os claudere, non loqui, frigidum spirare* (1). Au reste, on est rarement pressé par l'altération, quand on a pris les repas, comme ils sont prescrits les jours de jeûne.

Telle est l'abstinence des alimens sous le rapport de la santé. J'ai prouvé qu'elle est possible, utile, indispensable à tous les hommes, dans tous les temps et dans tous

---

(1) *De Morb. popularib.*

les pays. On a pu se convaincre en effet de ce que j'avance, en la voyant fondée sur la nécessité de se priver de nourriture, 1.º pour rompre l'habitude des mêmes actes, qui débilite l'estomac; 2.º pour laisser achever l'élaboration des substances qui séjournent trop dans les premières voies; 3.º pour favoriser l'assimilation des humeurs; 4.º pour ranimer la sensibilité du goût et de l'estomac, émoussée par l'impression trop soutenue des saveurs; 5.º pour exercer la raison contre les passions et les vices, et lui conserver l'empire qu'elle doit avoir sur eux; en même temps que l'on fortifie l'âme par la pratique des vertus et sur-tout de la tempérance; 6.º pour rétablir ou consolider l'harmonie des forces vitales, et prévenir les maladies en mettant la nature à portée de réagir contre les prédispositions morbifiques et de les détruire; 7.º pour rapprocher l'homme de la loi naturelle dont il s'est éloigné particulièrement depuis l'abus des viandes.

En faisant une application exacte des principes de l'hygiène à la partie du régime qui concerne les alimens, j'ai été conduit à démontrer les avantages des abstinences prescrites par l'Église. Le jeûne, le maigre, leur durée, leurs époques, ont été motivés sur des faits incontestables. Les exceptions à la règle générale, ordinairement si difficiles à déterminer, m'ont paru devoir être développées de manière à éclairer ceux qui les réclament et ceux qui les accordent. En un mot, toutes les conditions de l'abstinence religieuse ont été soumises à un examen sévère, et j'en ai donné l'explication la plus claire que l'état actuel de la science pouvait le permettre.

Cependant, les préceptes généraux n'embrassaient pas tous les cas où la privation des alimens est indiquée, et laissaient à l'hygiène une tâche à remplir, dont on ne s'est point occupé jusqu'ici. Je m'en suis emparé avec d'autant plus d'empressement qu'elle vient à l'appui de ces préceptes, et qu'elle m'a mis à même de compléter la solution du problême que j'avais à résoudre.

L'abstinence des alimens est l'opposé de l'intempérance, et en la considérant ainsi, on peut l'ordonner d'après l'axiôme d'Hippocrate : *contraria contrariis curantur.* C'est sans contredit le moyen le plus propre à combattre et à prévenir les maux qui résultent des excès de table. Mais on a souvent besoin de privations sans s'écarter de la vie frugale. J'ai fait remarquer celle qu'on doit observer avant chaque repas; j'ai particulièrement insisté sur celle des boissons spiritueuses, nourrissantes et autres, qui peuvent faire perdre le fruit du jeûne. On a dû voir aussi combien celui-là s'écarte du précepte, qui prend les jours maigres des alimens trop nourrissans, tels que des farineux, des légumes secs, etc., pour satisfaire le besoin comme les jours gras. De ces motifs et de ceux qui m'ont servi à établir la nécessité des privations plus générales, je crois devoir conclure que l'abstinence est une des parties les plus essentielles du régime alimentaire.

Le lecteur peut juger maintenant de toute l'importance qu'il faut attacher à l'observation de nos préceptes, lorsqu'on désire sincèrement conserver sa santé, satisfaire sa conscience, et se préparer des jouissances pures. Envisagerait-il avec indifférence et les avantages qu'il doit en retirer, et les suites funestes de la négligence qu'on y apporte ? La nature ne punit les crimes que par des remords, mais elle est inexorable sur les fautes. Tout écart de régime est la cause de quelques souffrances; il n'y a donc pas à opter entre la somme des biens que procure la pratique des abstinences, et les maux incalculables qui résultent d'un régime mal combiné.

TABLEAU RAISONNÉ

Des Substances alimentaires et des Boissons dont on peut faire usage les jours maigres.

Les substances alimentaires sont tirées du règne animal ou du règne végétal, que l'on comprend aujourd'hui dans le règne organique. On range parmi les premières, le lait, les œufs, les animaux amphibies et les poissons.

Le lait, *lac*, fluide que fournissent les animaux mammifères, est blanc, légèrement odorant, épais, et d'une saveur douce. Il sert de boisson et d'aliment. On en sépare la crême, le beurre, le fromage et le *serum*, ou petit-lait. Il y en a plusieurs espèces, qui sont : 1.º le lait de jument, très-séreux et sucré ; 2.º le lait d'ânesse, moins séreux et presque aussi doux ; 3.º le lait de femme, un peu moins doux, mais plus épais que les précédens, 4.º le lait de chèvre, moins sucré, mais plus caséeux et butireux ; 5.º le lait de vache, plus épais, butireux et sucré que celui de chèvre; 6.º le lait de brebis, moins séreux et plus caséeux que les autres. On remarque en outre que le lait est plus chargé de beurre et de fromage, chez les animaux qui vivent dans les montagnes, etc., où la végétation est plus vigoureuse que dans les plaines humides.

Le lait est adoucissant et nutritif, à moins qu'il ne soit décomposé par les acidités de l'estomac, car alors le fromage et le beurre qui s'en séparent, deviennent très-indigestes, et causent des coliques, des flatuosités, le dévoiement, etc. Celui qu'on donne aux enfans doit être proportionné à leur âge. On peut le rendre médicinal en lui donnant, par les alimens ou les boissons de la nourrice, la propriété qu'on désire, selon le besoin. A l'exception de ces qualités, le lait ne doit avoir que celles qui lui sont propres; et Cullen observe très-bien que le meilleur de tous est celui d'une femme qui se nourrit entièrement, ou en grande partie, de végétaux.

On prend le lait froid ou chaud, seul ou mêlé de substances sucrées, aromatiques, mucilagineuses, etc. Épaissi par l'évaporation, il forme la frangipane. Mêlé avec une substance gélatineuse , telle que la présure , il offre une gelée qu'on nomme *caillé*. Cuit avec des jaunes d'œufs, il donne les crêmes. Ces différentes préparations sont ordinairement aromatisées et sucrées.

Plus on l'éloigne de son état naturel, moins il est facile à digérer, quoique d'ailleurs le sucre et les aromates en favorisent la digestion.

Le lait sert en outre comme boisson, et dans les apprêts, auxquels il communique ses propriétés.

La crême, *cremor*, qu'on sépare à froid, et dans laquelle le beurre domine, est très-indigeste. Celle que l'on prend avec le café, ne passe guère qu'à la faveur des principes amer et aromatique de ce dernier.

Le beurre, *butyrum*, est une matière huileuse, concrète, nutritive, très-pesante, et qui relâche la fibre ; mais il rancit bientôt, devient âcre et cause des rapports.

Le fromage, *caseus*, est en général plus difficile à digérer que le beurre. Celui qu'on obtient par l'altération spontanée , et qui a perdu une grande partie de son sérum , est mou, acidule, frais et doux. On l'aiguise avec le sel ou le sucre. Il est moins pesant que ceux qui ont fermenté ou auxquels on a mêlé des substances aromatiques, salines, etc. Le fromage qui a subi la fermentation requise, et qu'on a suffisamment assaisonné, est un aliment plus ou moins âcre, qu'on ne peut manger qu'en petite quantité, avec du pain ou d'autres alimens doux. Mais lorsqu'il est fortement alcalisé, il n'est guère employé que comme un assaisonnement.

Le petit-lait, ou *serum*, offre une boisson douce, nutritive, rafraîchissante, délayante et légèrement laxative. Il faut le clarifier et le boire avant la fermentation acide. On peut l'aromatiser avec les feuilles d'oranger, de menthe poivrée, etc.

Le lait de beurre, ou petit-lait non clarifié, est plus nourrissant et plus difficile à digérer que le petit-lait.

Des OEufs.

L'œuf, *ovum* des gallinacées, est composé de trois substances très-distinctes, l'une albumineuse et blanche, transparente, visqueuse et très-épaisse; l'autre jaune, huileuse, très-soluble dans l'eau; la coquille est une terre absorbante , analogue aux écailles d'huître et aux concrétions qu'on appele *yeux d'é-crevisses*. Le blanc et le jaune sont fades, mais très-nourrissans. Les œufs crus se digèrent mal à cause de la viscosité du blanc ; ils sont beaucoup plus légers quand l'eau bouillante les a rendus mollets , ou laiteux.

Si sumas ovum , molle sit aquæ novum (1).

Durci au feu , l'œuf resserre et soutient long-temps ; mais il est d'une difficile digestion et donne parfois des rapports hépatiques. Le blanc , battu avec de l'eau et à la neige , se digère mieux à cause de l'air que cette préparation contient. Le jaune délayé dans l'eau forme, 1.° le lait de poule, qui est aussi nourrissant, mais moins léger que le lait, avec lequel il a quelque analogie ; 2.° l'œuf à l'eau , pris en gelée , et ayant les mêmes propriétés que le lait de poule.

Quelle que soit la préparation , simple ou composée , qu'on fasse subir aux œufs , leurs propriétés seront toujours relatives à l'état dans lequel on les trouvera , et que je viens

______

(1) Ecole de Salerne.

d'indiquer ; c'est-à-dire, mollets ou durs , à la neige ou à l'eau. Mais les œufs à l'oseille, l'omelette avec beaucoup d'herbes ou d'oignons, doivent être plus faciles à digérer que les œufs brouillés, que l'omelette simple, etc. Le jaune, qui s'y mêle avec le blanc, offre alors une combinaison qui est plus moëlleuse, soluble, légère, que ces deux substances durcies séparément (1).

Des Amphibies.

Les amphibies, passant un certain temps dans l'eau, doivent avoir la chair plus atténuée, putrescible et légère, que les quadrupèdes et les oiseaux.

Macreuse, *anaticula marina*, LIN. , oiseau aquatique; sa chair est noire , pesante , et fait partie du maigre fort. On la mange rôtie , et le plus souvent à l'étuvée , avec une sauce au beurre , ou à l'huile , ou au vin.

Grenouille , *rana esculenta*, LIN. ; sa chair est visqueuse, et se digère difficilement;

____

(1) *Dict. des Sciences Med.*, art. *Aliment;* par MM. Hallé et Nysten.

on n'en prend guère que les quartiers. Elle se mange frite, ou à la poulette. Son bouillon est d'une saveur fade, mais léger.

Tortue, *testudo marina, fluviatilis*, LIN.; crustacée dont la chair est très-nourrissante, excitante, et d'une saveur forte. On la mange bouillie ou frite, à la poulette, à l'étuvée. Son bouillon est recommandé dans certains cas de phthisies.

Des Poissons.

Nous avons déjà eu occasion de distinguer le poisson suivant qu'il est doux et léger, ou fort et pesant : à cette distinction, que l'expérience confirme tous les jours, nous en ajouterons d'autres également importantes.

La première est celle du poisson blanc et du poisson rouge, en général. Ce dernier, comme le thon, le veau marin, le saumon, est fibreux, très-nourrissant et difficile à digérer.

On préfère avec raison les poissons d'eau douce (*fluviatiles*, HIPP.) aux poissons de mer : il est également à remarquer que ceux-ci deviennent meilleurs quand ils sont pris

sur les côtes, ou qu'ils ont passé dans les rivières.

Les poissons qui se plaisent dans l'eau claire
sont plus sains que ceux qui vivent dans l'eau
bourbeuse, tels que l'anguille, le muge, etc.

Les jeunes poissons offrent une chair plus
tendre, qui les fait souvent rechercher. Les
vieux sont ordinairement durs et coriaces : on
doit les choisir faits, c'est-à-dire, quand leur
croissance est finie : on observera aussi qu'ils
soient bien nourris et même gras, afin qu'ils
aient plus de saveur. Il ne faut cependant
pas que la matière huileuse y domine trop,
ni qu'elle soit très-épaisse. M. Chevreuil, chi-
miste distingué, qui en reconnaît deux espèces, pense que la plus fluide est aussi la plus
facile à digérer ; et mon collègue, M. Des-
portes s'est assuré, par des expériences réité-
rées, que le poisson qui la perd facilement à
la dessiccation, doit être le plus estimé.

Les mâles sont plus durs et ont plus de saveur ; les femelles sont plus tendres et délicates.

Enfin, les parties compactes, comme le
foie et la graisse, sont très-indigestes. Il en
est de même des œufs et de la laite, que l'on

recherche néanmoins à cause de leur bon goût. On sait que les œufs contiennent beaucoup d'albumine et que la laitance est très-huileuse.

Ces données générales, quoique justes, présentent cependant des exceptions assez nombreuses : je n'en parlerai point ici parce qu'elles sont faciles à saisir, et qu'elles seront indiquées dans la suite.

En somme, le poisson tendre, peu nourrissant, friable, d'un bon goût, mais dont la fibre n'est pas trop sèche, se digère mieux que les poissons gras dont la chair est visqueuse, compacte, trop dure ou molle, très-nourrissante et d'une saveur forte.

Les anciens ont observé que le poisson était prolifique : j'ignore quelle en est la cause. D'après les expériences de Fourcroy, de Vauquelin et d'autres chimistes modernes, on croit devoir l'attribuer à la grande quantité de phosphore qu'ils renferment. Quoi qu'il en soit de cette explication, le fait paraît incontestable. Il prouve, selon moi, que cet aliment, qui est évidemment moins nutritif que les viandes et les farineux, soutient cependant très-bien les forces vitales ; ce qui le

rend très-propre à remplir l'objet de l'abstinence. « De toutes les nourritures, dit le célèbre Lorry, on peut assurer que le poisson
est la plus légère, celle qui laisse le moins
d'impression à l'estomac et qui fatigue le
moins. » Galien conseillait l'usage du poisson
de rivière aux convalescens; et, en parlant
des poissons en général, il dit : « *Porrò alimentum, quod ex eis sumitur, non modò
concoctu est facilè, sed hominum corporibus
saluberrimum.* »

A l'exception des huîtres, tout le poisson
se mange bouilli ou grillé, rôti, à l'étuvée,
en salade ou avec une sauce.

On peut le conserver dans la saumure,
comme les harengs, les anchois; ou salé comme
la morue; ou mariné comme le thon.

Able ou ablette, *alburnus*, Lin., petit
poisson de rivière ou d'étang, qui aime la
bourbe. Sa chair est tendre et à vil prix ; on
le mange frit ou bouilli.

Alose, *clupea alosa*, Lin., poisson de mer,
qui passe dans les rivières au printemps. Sa
chair est délicate, très-nourrissante ; mais il
faut qu'elle soit très-fraîche, car la plus lé-

gère fermentation lui donne une âcreté désagréable qui attaque les gencives.

On la mange ordinairement au court bouillon ou grillée, à la purée d'oseille ou avec une sauce aux câpres, etc.

Anchois, *engracilis*, CUVIER; petit poisson de mer plus délicat, mais du même genre que la sardine, *voyez* Sardine.

Anguille, *murœna anguilla*, LACÉPÈDE; poisson de mer et d'eau douce, dont la chair est tendre, mais visqueuse, grasse, nourrissante, est très-difficile à digérer : Hippocrate la défend aux personnes débiles, maigres, sujettes aux maladies des viscères (1). On ne doit en manger qu'avec la plus grande modération.

Lorsque l'anguille est grasse, on la sert rôtie ou au court bouillon; les autres sont étuvées, avec une sauce à la poulette ou à la Sainte-Menehould, à la tartare, à la matelotte.

Balaon, espèce de hareng très-délicat qu'on mange en Amérique. *V.* Hareng.

Barbeau, *cyprinus barbus*, LIN.; poisson

______

(1) *De Intern. affectionib.*

de mer d'environ deux livres. La chair en est ferme et pesante, mais agréable : on préfère celle des petits parce qu'elle est plus tendre. Il se mange comme le brochet.

Le barbeau le plus recherché est celui d'eau douce, très-tendre, mais gras ; ce qui le rend indigeste pour certains estomacs. On le choisit vieux afin qu'il soit plus ferme. Ses œufs sont purgatifs et mal-sains. On le met aux apprêts de la carpe. *V*. Carpe.

Le barbillon est un barbot jeune et tendre.

La barbue, *ophidum barbatum*, LACÉPÈD., est une variété du barbot, mais moins délicate que celui-ci : on la prépare comme le barbot.

Biso, *amia* ou *glaucus*, poisson de mer qui entre dans les rivières ; il est long de deux à trois coudées : sa chair est tendre, grasse et de bon suc, mais pesante. On ne le voit pas durant l'été (1).

Brême, *cyprinus brama*, LIN. ; poisson d'eau douce qui ressemble à la carpe : sa chair est molle, tendre et très-légère. On la sert aux mêmes apprêts que cette dernière. *V*. Carpe.

____

(1) Lemery, *Traité des Alimens.*

Brochet, *isox*, CUVIER ; poisson d'eau douce, vorace, carnassier. On choisit celui qui vit dans une eau claire : il est meilleur dans les pays froids. Sa chair est ferme, friable, d'un goût agréable, mais difficile à digérer, et ne convient point aux estomacs débiles. Les œufs de brochet sont très-indigestes.

On le prépare au court bouillon ou à l'étuvée, avec une sauce blanche ou braise maigre, etc.

Cabillaud, *V.* Morue.

Calemars ou Tantides ; poisson de mer analogue à la seiche. On préfère les petits aux grands ; la chair en est ferme et d'un bon goût : elle ne convient guère qu'aux bons estomacs. On le mange rôti ou grillé, mais plus ordinairement bouilli.

Carpe, *cyprinus carpio*, LIN. ; poisson de rivière, d'étangs et de marais : on préfère celles qui sont grasses, les grosses, les mâles, celles du printemps et des rivières : la chair en est tendre, aqueuse, peu nourrissante et très-légère.

On la mange frite ou grillée, en étuvée, avec une sauce à la matelotte, etc., ou au court bouillon.

La laite, ou laitance de carpe est un manger très-friand, mais difficile à digérer. On la cuit avec le poisson ou séparément, avec une sauce d'aspic, etc.

Carrelet, *pleuroncetes rhombus*, Lacép.; *v*. Plie.

Chabot, *cottus gobio*, Lin.; petit poisson de mer qu'on pêche sur les côtes : on le mange frit ou bouilli. Il est peu recherché.

Congre, *muræna conger*; Lin. : espèce d'anguille très-grosse, d'un goût fade, et qu'on recherche peu. C'est un aliment grossier : on le prépare comme l'anguille.

Crabe, *cancer*, Lin., petit insecte de la famille des crustacées, que l'on trouve, en juin et septembre, dans les moules, et qui cause de la rougeur à la peau. Cet accident est sans danger; on le combat en prenant du lait ou une boisson adoucissante.

On donne aussi le nom de crabe à une espèce d'écrevisses de terre ou de mer, d'une couleur grisâtre, et qui rougissent à l'eau bouillante. Il y en a beaucoup en Normandie et dans l'Inde : la chair en est pesante, grossière, d'un goût marécageux. On les prépare comme les écrevisses. —Elles sont nuisibles quand leur graisse est amère, *v.* Ecrevisse.

Crevette, espèce d'écrevisse de mer, dont les pattes ne sont pas coupées ; la chair en est d'un goût très-délicat. Les meilleures viennent de Rouen : on les prépare comme les écrevisses, *v.* Ecrévisse.

Dauphin, *delphinus phocæna*, Lin. ; poisson de mer très-gros, qui remonte quelquefois les grands fleuves ; sa chair est très-nourrissante, mais fibreuse, compacte et visqueuse : on le prépare comme le thon. Lemery pense qu'il faut le manger, bouilli dans le vin avec des herbes aromatiques, *v.* Thon.

Daurade, *sparus aurata*, Lin. La chair de ce poisson se mange frite ; elle est un peu difficile à digérer.

Dorée ou dorade, *zeus faber*, Lin., poisson de mer commun dans la Méditerrannée, et très-recherché ; sa chair est délicate et légère : on la mange grillée ou avec une sauce.

Écrevisse, *cancer astacus*, Linn., coquillage de mer ou d'eau douce. La chair en est nourrissante, mais fibreuse et de difficile digestion : le suc qui en sort est excitant, d'un goût agréable, quoique avec une certaine âcreté. Les écrevisses de mer sont plus grosses et moins délicates. On regarde comme autant de variétés de l'écrevisse :

1.º Le homard, écrevisse de mer très-grosse ;

2.º La salicoque ou chrevette, dont les pattes sont pointues et la chair moins forte ;

3.º Le crabe, qui habite les marécages.

A l'exception des crevettes, on préfère l'écrevisse de rivière.

On mange les écrevisses cuites à l'eau. Elles entrent dans le bouillon de poisson : celles qui ont beaucoup de chair peuvent être préparées avec une sauce à la matelotte, à la poulette, à la poivrade, etc.

Eperlan, *eperlanus*, LIN., petit poisson de mer qui remonte les rivières, et qu'on pêche ordinairement dans la Seine. La chair en est fine, très-agréable et légère ; elle a une odeur qui approche de celle de la violette et du concombre. On le mange frit, ou à l'étuvée avec la sauce piquante à l'anglaise.

Espadon, *xiphias gladius*, poisson à épée, très-gros, de la nature du thon, et qu'on mange comme ce dernier, *v.* Thon.

Esturgeon, *acipenser sturio.*, Lin. : c'est un poisson de mer très-gros, de plusieurs pieds de long, sans arêtes et sans écailles, qui pèse jusqu'à deux cents livres. Le meilleur est celui qu'on prend dans les fleuves, tels que le Danube, le Rhin, le Pô, la Loire, la Garonne, qu'il ne remonte qu'à trente ou quarante lieues. Comme il n'a point de dents il ne vit que d'ordures, ou de poissons petits et tendres. Sa chair est fibreuse, ferme, grasse, dure et difficile à digérer; son foie, qui ressemble à celui du veau, est comme le foie de tous les poissons, très-compacte et pesant. On mange ce poisson frais ou conservé dans la saumure. Il doit être choisi jeune, pris au printemps et dans les rivières.

On met l'esturgeon au court bouillon, avec une sauce très-relevée, ou à la broche, en bifftek, en fricandeau, etc. Le *kavia* se compose d'œufs d'esturgeons, battus avec un fouet de bois pour les nettoyer, et lavés à grande eau. On les sert crus avec des tartines de pain, des oignons et des échalottes. C'est un mêts très-indigeste, et qui ne convient qu'aux peuples du nord.

Escargot, *helix*, LIN., *v.* Limaçon.

Flez ou flay, *flesus*, LIN. ; *v.* Limande.

Foie, *jecur*. Le foie de poisson est compacte, gras, d'un bon goût, et très-indigeste; tel est celui de la raie, de l'esturgeon, etc.

Fromage, *caseus*, *v.* Lait.

Goujon, *gubio*, CUVIER, petit poisson de mer et de rivière ; celui de mer est noir ou blanc. Le goujon de rivière est le meilleur : la chair en est très-fine, tendre, légère ; on choisit le goujon qui est blanc, et encore petit. Il se mange frit.

Les Américains mangent ainsi le *pisquets* ou *tritis*, qui paraît être le frai de plusieurs poissons extrêmement petits et délicats.

Grenouille, *rana esculenta*, *v.* Amphibie.

Flets, *v.* Limande.

Flotte, *cyprinus carassius*, LIN. ; poisson de la famille du barbeau, mais plus petit, plus tendre : on en mange beaucoup en Flandre, préparé au beurre et aux oignons.

Hareng, *clupea harengus*, LIN. ; poisson de mer très-multiplié sur les côtes de Bretagne, d'Ecosse, de Hollande, etc.; sa chair est blanche et friable. On le mange frais ou sec, et salé. Le premier est un bon aliment; mais il devient âcre, échauffant et d'un goût fort, quand on le sale, st sur-tout s'il a été conservé dans la saumure (*salsamentum.*)

On mange le hareng bouilli ou grillé, ou à l'étuvée, avec une sauce piquante ou une purée.

La laite du hareng est très-fine et délicate; il faut en manger peu parce qu'elle est pesante. On la sert avec une sauce piquante.

Huître, *ostrea*, Lin.; coquillage dont on trouve plusieurs variétés. Les huîtres passent de la mer dans l'eau douce. Celles de l'Océan sont plus grosses que celles de la Méditerrannée : il y en a de rouges dans la mer d'Espagne, de vertes en Angleterre : les nôtres sont grisâtres et d'une moyenne grosseur.

On mange les huîtres crues ou cuites : les premières sont douces, tendres et faciles à digérer. L'eau salée qui les relève peut irriter quand on en prend beaucoup : pour en faciliter la digestion et corriger l'âcreté du sel, on prend en même temps du beurre; on boit du vin blanc, et l'on accompagne le tout d'une soupe au lait.

Les huîtres se durcissent au feu comme le blanc d'œuf et tous les corps albumineux. Elles sont alors très-difficiles à digérer; il en est de même des huîtres marinées, qui ont en outre l'âcreté de la saumure.

Lamantin, *trithecus manatus*, LIN.; (vache marine), poisson d'Amérique. Sa chair ressemble à celle du thon; mais elle est meilleure. On le prépare comme le thon, *v*. Thon.

Lamproie, *petromyson*, CUVIER, poisson qui a la forme et la longueur de l'anguille; mais il est plus gros, plus huileux et d'une chair plus ferme. La lamproie de mer est moins estimée que celle de rivière : on choisit les mâles, et on les pêche au printemps. Ce poisson est très-nourrissant; il contient beaucoup de phosphore, et se digère difficilement.

On le mange bouilli ou rôti, grillé, à l'étuvée, avec une sauce qui le relève, comme la matelotte, la tartare, etc.

Limaçon, *helix pomatia*, LIN. Ce coquillage se trouve dans la mer, dans les rivières et dans les champs. On ne mange que celui des vignes. La chair du limaçon est visqueuse et se durcit à l'eau bouillante. On les fait dégorger avant de les cuire, et on les assaisonne pour en relever le goût, qui est très-fade.

Limande, *pleur. limanda ;* LIN. Ce poisson a la forme de la sole ; mais il est plus plus fin.

Le flez ressemble au carrelet.

La chair de ces poissons est blanche, tendre et très - délicate : on la mange au bleu ou frite.

Loche, *cobitis barbatula,* LIN. ; petit poisson de mer qu'on pêche en automne, et dont la chair est pesante : on le fait frire.

Lote, *gadus lota,* LIN., poisson de rivière, qui a la forme d'une anguille : sa chair est molle, blanche, douce, délicate et très-fine. Les gourmets en recherchent le foie : on la prépare comme les petites anguilles.

La mustelle des lacs est plus ferme, blanche et salubre que celle des rivières.

Loup marin, *spurus labrax,* LIN., poisson de mer assez gros, et qui remonte les rivières. Il y en a deux espèces ; la meilleure est celle qu'on appelle *lanatus ;* sa chair est fibreuse, rosée, analogue à celle du saumon. On le prend jeune et en hiver ; celui des autres saisons étant chargé d'œufs, est plus compacte et très-pesant. La laite, le foie et la tête en sont recherchés.

Il doit être préparé comme le saumon, *v.* Saumon.

Maquereau, *scombrus*, LIN., poisson de mer, fibreux et pesant. On ne le prend que dans la saison où il a acquis un certain développement ; plus petit il ne serait pas assez fait ; plus gros on ne pourrait plus le pêcher. Il est agréable au goût et nourrissant ; on recherche sa laite, qui est très-délicate, mais de difficile digestion. Le maquereau se mange frit ou grillé, ou à l'étuvée, avec des assaisonnemens.

Marsouin, poisson de mer, que l'on confond souvent avec le dauphin : il a les mêmes propriétés, et se prépare comme ce dernier.

Merlan, *gadus merlangus, carbonarius*, LIN. ; poisson de mer de quinze à vingt pouces de long et fort commun. Sa chair est très blanche, peu nourrissante, fade, friable et très-facile à digérer. On le mange bouilli, grillé, frit, à l'étuvée, avec une sauce aux fines herbes ou piquante, etc.

Meûnier, *cottus gobio*, LIN., *v.* Chabot.
Morue ou cabilleau, *gadus morrhua*, LIN. ;

poisson de mer, long d'environ deux pieds, et large, que l'on pêche sur les côtes de Normandie, de Bretagne, d'Angleterre, etc. Sa chair est blanche, très-fibreuse et nourrissante. On la mange fraîche, bouillie à l'huile et au vinaigre, ou avec une sauce douce comme à la crême, à la Béchamel, à la maître-d'hôtel; ou piquante comme à la Sainte-Menehould, à l'anglaise, à la brandade provençale, etc.

La morue sèche, conservée dans la saumure, doit être dessalée avant qu'on la fasse cuire : elle se prépare comme la morue fraîche. C'est un aliment pesant.

Motelles, *cobitis fossilis*, LIN. ; très-petit poisson d'eau douce, commun dans le lac de Neufchâtel ; sa chair est peu nourrissante, d'un goût agréable ; son foie est exquis et ses œufs mal-sains : on le mange frit.

Moules, *mytulus*, LIN. Ce coquillage se trouve dans la mer et dans les rivières. Les moules de mer paraissent les plus estimées ; celles d'eau douce sont dures et d'un mauvais goût ; la chair des premières est tendre, délicate et d'une saveur légèrement âcre, qui la rend excitante. On préfère celles d'Anvers et de Flandre. Il faut les ouvrir pour s'assurer si elles ne renferment pas des crabes, qui sont très-indigestes. On les mange bouillies dans l'eau avec du persil, du citron ou à la poulette.

Muge ou mulet, *mugil*, Lin.; poisson de mer et d'eau douce. Le premier est le plus estimé : sa chair est ferme, sapide, friable et chargée d'épines, tandis que celle du muge de rivière est molle, très-huileuse et fade. On les mange frits ou grillés, ou à l'étuvée avec une sauce douce (blanche ou au beurre), pour le premier, et relevée pour le mulet de rivière. Il convient en automne et en hiver, et aux bons estomacs.

C'est avec les œufs du muge qu'on fait la boutarque provençale : aliment indigeste, qu'on prend à l'huile et au suc de citron.

Mulot, *v*. Muge.

Mustèle, *mustela*, Lin.; *v*. Lotte.

Omble, *salmo thymallus*, Cuvier; poisson de rivière, dont la chair est d'un beau rouge, fine, d'une saveur délicieuse, peu nourrissante et très-facile à digérer. On la prépare comme la truite, à laquelle elle ressemble, *v*. Truite.

Ombre, *sciæna cirrhosa*, LIN. *V*. Perche.

Pastenaque, *pastinaca*, LIN.; *v*. Raie.

Perche, *perca*, LIN.; poisson de mer et d'eau douce. Il est muni d'aiguillons qui lui servent de défense contre les autres poissons. La perche de mer est coriace et rejetée. La perche de rivière, parvenue à sa grosseur moyenne, est un bon aliment; trop jeune elle serait molle; vieille, elle devient âcre et trop fibreuse. Ausonius la met au nombre des poissons d'un goût exquis. La perche se mange frite ou grillée, à l'étuvée, avec une sauce blanche, au beurre, ou au vin.

Plie, *platessa*, CUVIER.; poisson de mer et d'eau douce. La chair en est tendre, friable et très-délicate.

Le carrelet ne diffère de la plie qu'en ce qu'il est plus petit et d'une forme à-peu-près quarrée : c'est un poisson ferme, friable et léger. La plie et le carrelet se mangent comme la sole, frits, bouillis, ou en étuvée, assaisonnés, ou avec une sauce.

Raie, *raia batis*, LIN.; poisson de mer, très-commun. On pêche à Marseille la raie bouclée, *raia clavellata*, d'une couleur noi-

râtre , plus petite que les autres , plus tendre
et d'un meilleur goût.

L'ange est une espèce de raie , d'un goût
fade. La pastenaque lui ressemble également-
ment beaucoup ; elles sont l'une et l'autre
cartilagineuses, fibreuses ; mais cette dernière est plus tendre, plus agréable, légère,
et moins nourrissante. La pastenaque est ar-
mée d'un dard très-dangereux pour les animaux qu'elle pique.

Le *tyr* et la *raie longue* sont des variétés
de la raie douce ; elles ont toutes la chair
coriace jusqu'à ce qu'elle soit attendrie au
point fixé pour la manger.

On prépare la raie en marinade , ou à l'é-
tuvée avec la sauce aux capres , ou à l'espagnole , au beurre noir.

Le foie de raie est très-agréable au goût ,
mais très-indigeste.

On fait frire les raietons.

La raie est un aliment nourrissant et difficile à digérer.

Rouget, *mulus barbatus*, LIN. ; poisson de
mer, d'une couleur rosée, armé de pointes
sur le dos, et plus estimé en hiver. Sa chair est
tendre, friable, peu nourrisante et d'un bon

goût. On le marine à l'huile, et on le fait griller, pour le servir avec une sauce blanche, au beurre, ou aux capres.

Sardine, *clupea spratus*, LIN. ; poisson de mer, à-peu-près semblable à l'anchois ; mais plus gros et plus sapide. On préfère les sardines de la Méditerranée. La chair fraiche de ce poisson est délicieuse : on la mange frite. Conservée dans la saumure, la sardine devient âcre, forte, et très-échauffante ; elle sert particulièrement alors, ainsi que l'anchois, comme assaisonnement.

Saumon, *salmo*, CUVIER ; poisson de mer assez gros, et dont la chair est rougeâtre. Il remonte les rivières, où on le pêche quand il s'y est engraissé, mais avant qu'il soit trop vieux, car alors il est fibreux et coriace.

On mange le saumon frais ou salé : il est tendre, friable, d'un bon goût, nourrissant, et très-difficile à digérer. Il peut être bouilli au bleu, ou grillé, ou à l'étuvée avec une sauce à la génevoise, etc. On le met aussi en salade.

Le saumon salé se mange à l'huile, ou avec une sauce, après avoir été dessalé, cuit à l'eau, ou frit.

Seiche, *sepia*, LIN. ; poisson de mer dont on fait usage à Marseille, à Bordeaux, à Nantes, etc. Sa chair est bonne, mais pesante et plus dure que celle du calemar, avec lequel elle a beaucoup d'analogie. On la mange frite.

Sole, *solea*, CUVIER; poisson de mer très-recherché. Les plus grosses ont de dix-huit à vingt pouces de long, et les moyennes environ douze pouces : on préfère celles des pays froids. La chair des premières est dure et difficile à digérer ; les moyennes sont tendres, mais fermes, friables, d'un très-bon goût, assez légères et très-nourrissantes.

On mange la sole frite, ou bouillie avec une sauce à la maître-d'hôtel, aux huîtres ; ou à l'étuvée, avec la sauce à l'italienne, mayonnaise, etc. ; ou au gratin.

Tanche, *tinca*, CUVIER ; poisson de mer et d'eau douce : on ne se sert point du premier. La tanche est à-peu-près de la grosseur de la carpe ; on la pêche dans les lacs et les rivières. Sa chair est d'un goût délicat, mais difficile à digérer : on la mange frite, ou à l'étuvée avec une sauce à la matelotte, à la poulette, etc.

Thon , *scomber thynnus*, Lin. ; poisson de mer , long et très-gros. Il monte quelquefois les fleuves qui se jettent dans la Méditerranée. Sa chair est fibreuse et rouge , friable , d'un bon goût , très-difficile à digérer. On le mange particulièrement dans l'hiver.

Le thon frais peut être mis à l'eau , ou rôti , ou en étuvée pour le servir avec une sauce. On en conserve beaucoup en le marinant , pour le manger à l'huile.

Truite , *salmo trutta* Bl. ; *salmo fario* , Lin. ; poisson d'eau douce , qui n'est bon que dans la belle saison. La truite dorée , *aurata* , diffère de la truite saumonée , qui a la couleur et le goût exquis du saumon. La chair de la truite est tendre , friable , d'une saveur agréable , et se digère très-facilement. On prépare les truites fraiches , blanches ou saumonées , comme le saumon. Elles se corrompent rapidement hors de l'eau et acquièrent un mauvais goût. On ne les marine pas.

Turbot , *rhombus* , Cuvier ; poisson de mer , que l'on mange en tout temps. Il est large , plat , d'une forme à-peu-près rhomboïde, et quelquefois long de sept à huit pieds. On trouve particulièrement les turbots à l'embouchure des fleuves ; les uns sont armés d'aiguillons à la tête et à la queue ; d'autres n'en ont pont. La chair en est exquise, tendre, légère, .et très-facile à digérer. Juvenal rapporte que le turbot était très-estimé des anciens : l'empereur Domitien convoqua les gourmets de son temps pour donner leur opinion sur l'excellence de ce mêts. Quoi qu'il en soit, le turbot est un des meilleurs poissons que nous ayons. On le choisit de grosseur moyenne ; il peut être préparé au court-bouillon, à l'huile et au vinaigre, ou avec la sauce au homard, ou à l'étuvée avec la sauce à l'italienne, aux tomates, etc.

Les turbotins sont très-délicats. On les fait cuire au four, avec un assaisonnement, ou à l'étuvée, etc.

On prépare de même la barbue et la flotte.

Vaudoise, *perca lanciscus*, LIN.; ce poisson est plus petit, plus plat, meilleur et moins commun que la carpe, à laquelle il ressemble d'ailleurs. On le prépare de la même manière ; *v*. Carpe.

Vive, *trachinus draco*, LIN.; poisson de mer d'un goût exquis ; la chair en est

ferme, friable, tendre, et très-facile à digérer. On la mange frite ou à l'étuvée avec
une sauce à la maître-d'hôtel, ou aux câpres,
à l'italienne, à l'allemande.

Des Végétaux.

Le règne végétal constitue la seconde division des corps organiques, qui diffèrent des
corps bruts, en ce que ceux-ci n'offrent
qu'une aggrégation confuse ou symétrique de
molécules semblables, qu'on peut séparer
sans qu'ils perdent leurs propriétés. Les forces
vitales ayant une direction fixe, déterminent
la composition, la forme, les qualités de
chacun d'eux, et leurs modifications diverses. Tous les corps organiques paraissent
régis par une vie dont les forces, soumises
des lois particulières, déterminent la forme,
la composition, les variétés, et, en un mot, la
manière d'être de chacun d'eux, selon leur
genre et leur espèce. Ce qui le prouve, c'est
que leur organisation ne se détruit qu'après
la cessation des mouvemens vitaux, et que
l'embryon ne se développe qu'autant qu'il est
doué de la vie qui lui est propre. La chimie
et la physique ne sauraient expliquer les
phénomènes organiques : elles ne s'emparent

des molécules des corps que quand la vie ne les retient plus.

Les végétaux vivent donc comme les animaux : leur vie a ses périodes d'accroissement, de maturité, de déclin, et ils ne servent de nourriture qu'autant qu'ils ne sont pas entièrement privés de cette vitalité, ou que la putréfaction n'annonce pas qu'ils sont décomposés et livrés aux lois de la chimie. Les fruits, les racines, les feuilles pourries, seraient aussi nuisibles que les viandes en pleine putréfaction.

Mais les végétaux et les parties qui les constituent ne servent pas tous d'alimens : ceux même dont on fait usage le plus communément ont, en général, besoin de quelques préparations qui les rapprochent des conditions requises pour l'alimentation ; et ces préparations varient pour chaque substance organique. Ainsi, de même qu'on ne mange pas les viandes blanches, faisandées, comme les viandes noires, etc. ; qu'on laisse attendrir la raie pendant quelques jours, tandis que la carpe, la truite, et le turbot, s'altéreraient en vingt-quatre heures par la plus légère fermentation ; de même, la sorbe ne peut être servie que quand elle devenue très-molle sur la paille ; le coing n'est mangeable qu'après avoir été cuit. Des racines, des tiges, des feuilles sont cuites en un quart d'heure, tandis que d'autres exigent une coction beaucoup plus longue, etc., etc. Régle générale, toutes les substances, qui, par elles-mêmes, ou par les apprêts qu'on leur fait subir, ne sont pas assez tendres, sapides, susceptibles de se décomposer dans l'estomac, forment un aliment indigeste.

Rappelons ici que les végétaux nourrissent moins que les substances animales ; que les farineux contiennent beaucoup d'aliment proprement dit, sous un petit volume ; que les plantes oléracées (potagères), et les fruits aqueux, acidules, nourrissent très peu ; et que les assaisonnemens qui se bornent à soutenir les forces digestives, sont presque tous tirés du règne végétal, *v.* Maigre.

Abricot, *prunum armeniacum*, PLINE ; ce fruit se rapproche plus de la pêche que de la prune ; son amande est amère, sa pulpe est grossière, douce et légèrement âcre. On le mange cru ou cuit, en compote ou en marmaelde, *v.* Confiture. Il est rafraîchissant et laxatif.

Absinthe , *arthemisia absinthum* , Jus-
sieu ; cette plante est très-amère, aromatique,
et légèrement nauséeuse ; on l'emploie comme
assaisonnement, en infusion , ou en extrait ;
mais toujours à petite dose. Elle est tonique ,
échauffante.

Acajou , *cassuvium occidentale* , ou ana-
carde occidentale. Cet arbre porte deux fruits,
une pomme aigrelette , qu'on mange seule
ou avec du sucre , ou en confiture ; et une
amande d'un goût très agréable : la pomme
est rafraîchissante , l'amande émulsive et indigeste , et son enveloppe vénéneuse.

Ache, *apium graveolens*, Lin. ; cette plante
est d'une odeur aromatique et d'une saveur
âcre : elle est excitante.

Acore, *acorus calamus* ; Lin. ; cette plante
très-nourrissante, et d'une saveur très-agréable , sert d'assaisonnement : on la confit dans
le Nord , comme l'angélique. Elle est excitante ou échauffante.

Ail , *allium sativum* , Lin. ; le bulbe de
cette plante sert d'assaisonnement : il est âcre,
d'une odeur forte et très-excitante.

Alcool , *alcool* ; on l'extrait par la distillation des liqueurs fermentées et vineuses; c'est un fluide blanc, très-volatil et énivrant, *v*. Raisin.

Alkekenge, *physalis alkekengi*. Lin., le fruit de cette plante est charnu, d'une saveur acidule et très-agréable. Il est rafraîchissant et très-estimé dans le Nord.

Amande, *amigdala*, Pline; semence contenue dans le fruit de l'amandier. L'amande est huileuse, émulsive, douce ou amère; on en extrait par l'expression l'huile, qui est très-bonne, mais qui rancit en vingt-quatre heures. Pilée avec du sucre et de l'eau, l'amande sert à faire l'émulsion ou *lait d'amandes*. On la torréfie pour l'employer dans les bonbons, la pâtisserie.

La substance de l'amande est nutritive et pesante, soit par son parenchyme, soit par son huile. L'émulsion que l'on fait avec le sirop d'orgeat, ou en pilant les amandes avec un peu de sucre et beaucoup d'eau, est une boisson très-rafraîchissante. Enfin, lorsqu'elle est torréfiée, l'amande est plus difficile à digérer que quand on la mange fraîche et sans cette préparation, *v*. Sucre.

Ananas, *bromelia ananas*, LIN.; cette plante croît en Amérique; son fruit est charnu, acidule, d'une saveur délicieuse : il rafraîchit beaucoup. On le confit pour l'apporter en France.

Angélique, *angelica archangelica*, LIN.; cette plante est d'une saveur légèrement amère et piquante, d'une odeur aromatique et musquée très - agréable : on l'emploie en assaisonnement et confite. Elle est excitante.

Anis, *pimpinella anisum*, LIN.; la semence de cette plante est aromatique et amère ; on l'emploie en assaisonnement, en confiture, etc. Les anis sucrés facilitent la digestion.

Artichaut, *cinara scolymus*, TOURNEFORT. L'artichaut est une plante herbacée, qui porte au bout de ses tiges un calice garni de feuilles très-épaisses, pointues, et sans épines. On ne prend que les feuilles et le calice. A moitié développé il est plus tendre, et se mange cru, à l'huile et au vinaigre : c'est un aliment peu nourrissant et difficile à digérer, malgré la saveur piquante qui le fait rechercher. Lorsqu'il est cuit à l'eau ou frit, l'artichaut est moins pesant; ses feuilles se digèrent mieux que le calice. Le suc de l'artichaut est âcre, piquant, diurétique.

Asperge, *asparagus officinalis*, LIN. Cette plante herbacée donne une tige d'une saveur piquante, agréable : elle est stimulante, diurétique et très-peu nourrissante. Les asperges cuites dans l'eau se mangent à l'huile ou à la sauce blanche.

Aubergine, *solanum melongena*, LIN.; c'est le fruit d'une plante herbacée ; on ne le mange point cru. La chair en est ferme, mais elle s'attendrit par la cuisson à l'huile ou au beurre. Le suc de l'aubergine est vénéneux ; il faut l'exprimer en grande partie pour pouvoir la manger en friture, ou farcie, à l'étuvée, sur le gril, ou au four. Elle est alors d'une saveur agréable, quoique piquante et légèrement âcre. Dans les pays chauds où elle se plaît, on n'en use cependant qu'avec beaucoup de modération.

Aveline, *v.* Noisette.

Avoine, *avena sativa*. LIN.; la semence de cette plante céréale est nourrissante et mucilagineuse. Les Gaulois et les Bas-Bretons en faisaient autrefois leur principale nourriture. On la fait cuire à l'eau pour un potage qu'on assaisonne avec du sucre. L'eau de gruau est une boisson rafraîchissante et douce. On fait avec la farine d'avoine un pain qui est pesant.

Banane, fruit du bananier, *musa paradisiaca*, LIN.; qui croît dans les pays très-chauds de l'Asie, de l'Amérique et de l'Afrique; sa forme est à-peu-près celle de nos concombres; la chair en est farineuse, succulente et très-agréable : la farine qu'on en extrait fournit un aliment très-substantiel. Ce fruit rafraîchit, et se digère difficilement.

Basilic, *ocimum basilicum*, LIN.; cette plante est d'une saveur amère et d'une odeur très-aromatique. Elle soutient les forces digestives, et ne sert que d'assaisonnement.

Belle-dame, *atriplex hortensis*, LIN.; elle fait partie des bonnes herbes, et se prépare comme la poirée.

Beccabunga, *veronica beccabunga*, LIN. : cette plante herbacée est d'une saveur légèrement amère et piquante. On la mange en salade, ou cuite et assaisonnée. Elle est au nombre des antiscorbutiques.

Berbéris, *v.* Epine-vinette.

Bette ou poirée, *beta alba*, Lin. : plante oléracée, d'une saveur fraîche et douce. Elle rafraîchit et relâche : on la mange cuite à l'eau ou au beurre, avec un assaisonnement.

Les cardes, ou côtes charnues des feuilles de poirée, se mangent à la sauce ou frites.

Betterave, *betta rubra*; sa racine est très-grosse, aqueuse, sucrée, d'une saveur agréable : on la fait cuire dans son suc pour la manger en salade ou avec une sauce.

Ces deux sortes de bettes sont diurétiques et très-peu nourrissantes.

Bière, *cerevisia*, *v*. Orge.

Bigarreaux, *v*. Cerise.

Blé, *v*. Froment.

Cacao, amande du cacaotier, *theobroma cacaoifera*, Lin. ; elle est émulsive, aromatique et très-agréable. On en retire une huile qui se concrète ; c'est le beurre de cacao. Cette amande légèrement torréfiée, donne une décoction plus aromatique et d'une couleur brune peu foncée : on s'en sert pour le chocolat d'Espagne. Le chocolat d'Italie est au contraire plus amer, moins aromatique et d'un brun foncé, parce qu'on y emploie le cacao fortement torréfié. Le premier est plus excitant , le second plus tonique. Le décoction du cacao dans l'eau et tous les alimens dans lesquels il entre , présentent ces propriétés.

Le chocolat simple est fait avec le cacao et le sucre , broyés ensemble à une douce chaleur ; on l'aromatise souvent avec la canelle , qui est échauffante , ou avec la vanille qui agit particulièrement sur le système nerveux , enfin , on le rend analeptique en y joignant des fécules. Ce dernier doit être cuit beaucoup plus long-temps que les autres. Pour le bien préparer , il faut le faire fondre dans l'eau bouillante vingt-quatre heures avant de le cuire ; la fécule est alors suffisamment détrempée et plus facile à digérer.

Cachou , *cathecu* , LIN. ; le suc concret du *mimosa cathecu* , arbre qui croît aux Indes Orientales , est astringent et aromatique , et par conséquent tonique : on l'emploie en assaisonnement et pour les bonbons.

Café , *coffea* , LIN. ; c'est la semence d'un arbrisseau qui vient des îles. On le fait torréfier pour en prendre l'infusion ou la décoction , seule ou avec du lait. Il est amer et d'un arôme très-agréable. On l'emploie pour aromatiser des crêmes, des liqueurs spiritueuses, des sucreries, etc. Il est stomachique et irritant.

Camomille, *matricaria chamomilla*, Lin. Les fleurs de cette plante sont amères et aromatiques : on les fait infuser dans l'eau pour boisson. Elle est stimulante et antispasmodique.

Canelle, *cinnamomum*, Lin. ; l'écorce du *laurus cinnamomum*, est d'une saveur piquante, aromatique, et d'une odeur pénétrante, mais très-agréable : c'est un des assaisonnemens les plus recherchés pour relever le goût des substances fades. Elle échauffe beaucoup : aussi ne l'emploie-t-on qu'à petite dose.

Câpres, fleurs du *Capparis spinosa*, Lin., qui croît en Amérique. On les cueille vertes, et on les confit dans le vinaigre pour les conserver : elles sont d'un goût très-piquant, légèrement acidules, âcres et aromatiques, échauffantes, apéritives. On s'en sert comme assaisonnement dans les sauces.

Capucine, *cardamina*, Lin. ; espèce de cresson dont elle a les propriétés : elle est excitante et apéritive. Ses fleurs servent d'assaisonnement dans les salades.

Carde-poirée, *v.* Bette-poirée.

Cardon, *cinara spinosa*, LIN.; espèce d'artichaut dont on ne mange que les côtes, qui sont très-charnues, douces, aqueuses, tendres et apéritives. On les prépare avec une sauce blanche ou au beurre roux, ou à l'huile.

Carotte, *daucus carota*, LIN.; plante oléracée dont la racine est un aliment très-salubre : elle est légèrement excitante, aromatique, sucrée, apéritive et peu nourrissante. On mange la carotte cuite dans le bouillon, ou à l'eau avec une sauce blanche.

Carrouge, *ceratonia siliqua*, LIN.; fruit du carroubier, arbre qui vient en Italie. Ce fruit est charnu et doux, légèrement astringent, peu nutritif. On le mange sec.

Cédrat, *malum citreum*, LIN.; espèce d'orange dont la chair est rafraîchissante, très-aqueuse, d'un goût acidule et très-agréable. L'huile aromatique qu'on extrait de son écorce sert dans les apprêts, les liqueurs, les boissons aqueuses.

Céleri, *apium graveolens*, LIN.; c'est

l'ache doux cultivé, ou *persil des marais*. Ses tiges sont d'une saveur piquante, mais un peu âcre, et d'une odeur agréable. On les préfère en hiver, après les avoir couvertes assez long-temps pour qu'elles deviennent tendres et blanches. Elles se mangent en salade, ou cuites à l'eau et servies avec une sauce, ou des assaisonnemens. Le céleri est excitant, apéritif, anti-scorbutique, et très-peu nourrissant.

Cerfeuil, *scandix cerefolium*, Lin.; plante oléracée, douceâtre, aromatique : le cerfeuil est excitant, apéritif, et porte aux urines. Il ne sert que d'assaisonnement.

Cerises, *prunus cerasus*, Lin.; fruit du cerisier. La pulpe de la cerise est aqueuse, acidule, muqueuse, sucrée, et d'un goût très-agréable. Ce fruit est rafraîchissant et légèrement laxatif, sur-tout quand on le mange cuit.

Les cerises conservées à l'eau-de-vie n'ont plus leurs qualités ordinaires; elles sont excitantes, et ne servent qu'à aromatiser la liqueur avec laquelle on les mange.

Les cerises noires et douces conviennent mieux aux constitutions acides; et les aigres, ou *agriottes*, aux bilieuses. Les *bigarreaux* ont la chair dure et très-indigeste.

Champignon ; *agaricus esculentus , boletus*, Lin. ; il croît sur le mélèse, et on le cultive sur couches. Les feuilles larges, plates et charnues du champignon sont d'une saveur agréable ; leur chair est tendre, moëlleuse, mais indigeste.

L'oronge, *agaricus aurantianus*, Lin.

Le mousseron, *agaricus campestris*, Lin. ; petit champignon.

La morille, *phallus esculentus*, Lin., ainsi que les variétés désignées par *cantarellus*, *deliciosus*, *lactifluus*, ont à-peuprès les mêmes qualités. Marinés, grillés et servis avec une sauce piquante, acidule (à la bordelaise), les gros champignons sont recherchés sur nos tables. Le mousseron et la morille doivent être simplement lavés, blanchis, et cuits avec une sauce qui en relève le goût.

Un botaniste est chargé, par M. le Préfet de Paris, d'examiner les champignons qu'on apporte à la Halle, pour en exclure ceux qui sont vénéneux. Parmi dix-neuf genres et environ cinq cents variétés, il est si facile de les confondre, que l'on ferait sagement de ne plus les compter parmi les substances alimentaires.

Chasselas, *V.* Raisin.

Châtaigne, *castanea*, fruit ou semence du marronnier, *fugus castanea*, LIN.; elle est très-farineuse, nourrissante, douce; mais très-pesante et indigeste. On la mange cuite à l'eau avec du sel et de la sauge, ou grillée. Il est prudent de ne pas en charger l'estomac.

Chicorée sauvage, *cichorium sylvestre*, LIN.; ses feuilles sont amères, aqueuses, et très-peu nourrissantes. Elle rafraîchit sans trop affaiblir l'estomac, et lâche le ventre. On la mange en salade avec du sel ou du sucre, cuite à l'eau ou au beurre, et avec un assaisonnement.

L'endive, *indivia crispa*, LIN.; est plus douce que la chicorée sauvage.

La scarole, *cichorium indivia, scariola*, LIN., est plus amère, mais plus blanche. Au reste, ces différentes espèces de chicorée se préparent au bouillon, au jus, au beurre ou à l'huile, avec un assaisonnement convenable.

Chocolat, *v.* Cacao.

Chou pommé, *brassica oleracea capitata,* LIN. ; les feuilles du chou sont aqueuses, d'une saveur légèrement âcre, et d'une odeur agréable. Elles nourrissent très-peu. Le principe âcre les rend flatueux, indigestes, et par fois astringens. Pour leur en ôter une partie il faut les blanchir avant de les cuire. On les mange au bouillon, au jus, à l'huile, à la sauce blanche, etc.

Le chou rouge, *brassica oleracea rubra,* LIN., dont on fait un grand usage en Allemagne, est, suivant Peyrilhe, d'autant plus sain, que le sel et la fermentation l'ont atténué et dépouillé de la plus grande partie de son air fixe. On le confit avec du sel et des aromates. Il est excitant, anti-scorbutique, et porte aux urines.

Le chou-fleur est une variété du chou pommé. Il est moins âcre, et ne se mange guère qu'à l'huile ou à la sauce. Il est plus léger et laxatif.

Cidre, *vinum pomaceum,* *v.* Pommes.

Citron, *citrus medica,* LIN ; le fruit du citronnier est charnu, acidule ; ses semences sont amères : son écorce renferme une huile aromatique. Le suc du limon rafraîchit , et l'huile excite. On fait une boisson très-agréable en délayant ce suc dans l'eau froide ou chaude , avec du sucre ; c'est la limonade. On se sert de l'huile aromatique pour certaines liqueurs , et du suc dans les apprêts. Il entre dans la composition du punch. *V.* Punch.

Citronelle, *artemisia abrotanüm* , LIN. ; plante excitante, aromatique , et qu'on emploie en assaisonnement.

Citrouille , ou potiron, *cucurbita pepo* , LIN. ; le fruit de cette plante est très-gros , charnu , aqueux , d'un goût agréable. On le mange cuit à l'eau, ou dans son jus , et on l'assaisonne avec du sel ou du sucre , des épices ou des aromates, du beurre ou de l'huile , et du lait. Il est employé dans des gâteaux , des confitures , des potages. En Provence , on le fait cuire au four , coupé par morceaux, assaisonné avec du sel , des épices , des fines herbes , le tout recouvert d'une légère couche de fleur de farine et arrosé d'huile; c'est un très-bon mets. Le potiron n'est presque point nourrissant ; il rafraîchit et relâche la fibre.

Cochlearia, *cochlearia officinalis*, LIN. : plante herbacée, amère, âcre et piquante. On la mange en salade, ou cuite, comme le cresson de fontaine. Elle est excitante, anti-scorbutique, et porte aux urines.

Coing, *cydonium*, LIN.; fruit du coi-gnassier, *pyrus cydonia*, LIN. Ce fruit est très-astringent, et d'un arôme agréable : on ne le mange qu'après l'avoir fait cuire en compote, ou en confiture. Il sert à faire l'eau de coing, le sirop de coing, etc. C'est un bon tonique.

Colsa, *brassica oleracea*, LIN. On extrait à froid de la semence de cette plante, une huile qui n'est point fine, mais qu'on peut man-ger, comme celle de la semence des cucur-bitacées, des pepins de raisin, du chanvre, du tournesol, etc.

Concombre, *cucumis sativus*, LIN.; le fruit de cette plante est oblong, charnu, très-aqueux et d'une saveur agréable : on le mange en salade, ou cuit avec une sauce au jus, à la poulette, etc. Le concombre est très-rafraîchissant; il ne convient qu'aux estomacs chauds et aux tempéramens ro-bustes.

Coriandre, *coriandum sativum*, LIN.; sa semence est aromatique et sert d'assaisonnement.

Cornichon, *obortivus cucumis*. On le conserve dans le vinaigre, pour les assaisonnemens.

Courge, *cucurbita citrullus*, LIN.; son fruit oblong, charuu et très-fade, n'est employé que pour les confitures.

Cresson alénois, *nasturtium vulgare*, LIN.

Cresson de fontaine, *sysimbrium nasturtium*, LIN.; ces deux espèces de cresson se mangent en salade, et cuits à l'eau ou au beurre, avec une sauce : on les emploie aussi dans les assaisonnemens. Le cresson est excitant, légèrement âcre et piquant; c'est un antiscorbutique.

Cubèbe, *piper cubeba*, LIN.; sert en assaisonnement.

Datte, *palmela*, fruit du dattier, *phœdix dactylifera*, LIN.; la chair en est très-douce, ferme et légèrement astringente.

Dent de lion, *leontodon taraxacum*, LIN.; espèce de chicorée moins amère et plus diurétique que la chicorée sauvage. On mange le pissenlit en salade, ou cuit et à l'huile.

Doucette, *v.* Mâche.

Eau , *aqua*, *v.* Boissons.

Eau-de-vie, *aqua vitæ*, *v.* Raisin.

Échalotte, *allium escalonium*, *v.* Oignon.

Endive , *cichorium indiva*, LIN., *v.* Chicorée.

Épices, *species*, mélange avec les proportions convenables de poivre, de muscade, de
gingembre, de girofle, d'anis et de coriandre.
Ces substances âcres et aromatiques sont éminemment stimulantes , et soutiennent les
forces quand elles n'irritent pas.

Epinards, *spinacia oleracea*, LIN.; les
feuilles de cette plante sont alcalines, d'un
goût légèrement âcre, mais agréable, aqueuses et très-peu nourrissantes : elles lâchent
le ventre. On les mange cuites à l'eau avec
du beurre ou de l'huile, du sel ou du sucre.
Le lait qu'on y ajoute quelquefois les adoucit
beaucoup.

Epine-vinette, *berberis vulgaris*; les baies
de cet arbrisseau, commun dans les haies de
nos vergers, sont acidules et d'un goût agréable : on les emploie en boisson, en confiture,
en sirop. Elles sont rafraîchissantes, mais
peu estimées.

Erable, *acer*, PLINE ; le suc de ses branches et de sa racine est tellement sucré qu'on en fait du vin et de la liqueur. Ce vin a les propriétés de l'hydromel, du cidre, etc. Le suc de l'érable est adoucissant et relâchant.

Esprit-de-vin , *spiritus vini* (alcool), *v.* Raisin.

Essence, huile aromatique , *oleum volatile* , *v.* Citron, Orange, Bergamote, etc. On les emploie pour aromatiser les boissons, les liqueurs , les sucreries, etc.

Escubac ; c'est une teinture de safran avec l'esprit-de-vin , ou alcool , et d'autres substances aromatiques. Il est excitant, stomachique ; mais à trop haute dose, il irrite.

Estragon , *artemisia dracunculus* , LIN. ; ses feuilles sont stimulantes , légèrement aromatiques. Elles servent d'assaisonnement pour les salades, le vinaigre , les sauces.

Faine , ou fan , *fagus sylvatica* , LIN. ; la semence de cette espèce de hêtre, fournit par l'expression une huile douce, bonne à manger, et qui, selon Chomel , devient vénéneuse quand on la laisse éventer. On en use beaucoup dans le nord.

Fenouil , *anethum fœniculum* , LIN. ; les

semences, les feuilles et les tiges de ce fenouil sont aromatiques, excitantes, et servent d'assaisonnement.

Il en est de même du fenouil, *peucedum officinale*, LIN.

Fève, *faba*, LIN. La fève des marais, *phaseolus major*; le haricot, *phaseolus vulgaris*, ou féverolle, sont des semences légumineuses dont la farine est très-nourrissante et difficile à digérer. Les fèves tendres et vertes sont moins pesantes et plus douces. On les mange cuites à l'eau, ou au beurre, avec du sel, ou du sucre, et une sauce blanche en outre.

Le haricot frais est plus léger que le haricot sec, mais il n'est pas sucré comme la fève.

En général, les semences sèches sont une nourriture grossière, indigeste, venteuse, et dont il faut user avec la plus grande modération, parce qu'elles contiennent beaucoup d'aliment proprement dit, sous un très-petit volume.

Le haricot vert qu'on mange avec son enveloppe, est tendre, herbacé, très-peu nourrissant et laxatif. On le prépare à l'huile, à la sauce blanche, à la maître-d'hôtel, en fricassée , etc. Son bouillon est d'un bon goût , et peut servir pour le potage.

Les fèves de marais et le haricot blanc se préparent à la purée, ou au jus, à la maître-d'hôtel, en salade , etc.

Figue, *ficus carica*, LIN. ; fruit doux , mucilagineux, nutritif et laxatif, quand il est frais. Les figues sèches sont douces , légèrement acidules , et d'une chair compacte, très-indigeste.

Fraise, *fraga* , fruit du *fragaria vesca sylvestris*, LIN. La fraise est acidule , d'une odeur et d'une saveur très-agréables. Elle rafraîchit et relâche. On la mange au sucre , et au vin , ou à l'eau ; en compote, en confiture , etc.

Framboise, *rubus idæus* , LIN. ; ce fruit est moins acidule , plus aromatisé que la fraise , mais aussi aqueux, rafraîchissant et diurétique. On le mange de même au sucre. Il sert pour le vinaigre framboisé, le sirop, la gelée de framboise , etc.

Le fruit de la ronce est une sorte de framboise noire, aigrelette, et dont on peut faire du vin. On le mange sans apprêt , comme les mûres. Il est rafraîchissant et lâche le ventre.

Froment, *triticum hybernum*, LIN. Le froment, ou blé, est celle des graminées dont on se sert le plus. Sa farine pure est très-nourrissante, douce et mucilagineuse : on en fait une bouillie avec de l'eau et du sucre pour les enfans. C'est un aliment très-indigeste qu'il faut employer avec beaucoup de modération.

Délayée dans une suffisante quantité d'eau légèrement salée, elle forme une pâte qui fermente, et qu'on fait cuire au four. Le pain, qui résulte de cette préparation, est d'autant plus léger que la farine était plus belle, et que la pâte a été plus travaillée. Le plus sain est léger, d'une saveur agréable et bien cuit. Comme il nourrit beaucoup, on doit en manger avec réserve, pour éviter l'indigestion qu'il peut donner, et qui est une des plus dangereuses.

On facilite la fermentation de la pâte avec le levain. Hippocrate avait déja observé que le pain sans levain était moins facile à lever et plus pesant. Il faut aussi préférer la farine nouvelle, parce qu'elle est plus sèche, et qu'elle a plus de feu que l'ancienne.

La farine de froment entre dans les sauces,

et sert particulièrement pour les pâtes de Gênes , la pâtisserie. Le blé fermenté fournit de l'eau-de-vie.

Genièvre , *juniperus communis* , LIN. ; les baies de genièvre servent pour aromatiser les liqueurs et d'autres boissons ; elles sont aromatiques , légèrement toniques et astringentes.

Gingembre , *zingiber officinalis* , LIN. ; racine aromatique , âcre , stimulante et tonique. Elle sert dans les assaisonnemens.

Ginseng, *panax quinquefolium* , LIN. ; sa racine est aromatique et légèrement astringente. On l'emploie en assaisonnement.

Girofle , ou Géroflier , *cariophyllus aromaticus* , LIN. ; les clous de girofle sont âcres , aromatiques , et , par conséquent , ils stimulent ou excitent les forces vitales , échauffent , ou irritent selon la dose. Ils servent d'assaisonnement.

Glaces , *congelationes ; v.* Confitures.

Gland , fruit du chêne , *quercus sessiliflora* , LIN. ; il est farineux , nourrissant , tonique , astringent , et de difficile digestion.

Gomme , *gummi arabicum ;* suc du *mimosa nilotica ,* ou de *l'acacia arabica* , etc. ;

elle est mucilagineuse, adoucissante, et légè-rement nutritive. On l'emploie pour des gelées que l'on aromatise, pour des sirops, etc.

La gomme adraganth, *gummi tragacantha*, offre un mucilage plus rapproché, mais également insipide.

Grenade, fruit du grenadier, *punica gratatum*, LIN. Elle est acidule et astringente.

Guigne, fruit du guignier, *prunus cerasus juliana*, LIN. *v.* Cerise.

Haricot, *phaseolus vulgaris*, LIN. *v.* Fève.

Hêtre, *v.* Faine.

Houblon, *humulus lupulus*, LIN.; les sommités de cette plante sont amères, aromatiques et toniques. Elles entrent dans la composition de la bière. *V.* ce mot.

Huile, *oleum expressum.* Celle que l'on retire des amandes douces, des olives, des noix, des quatre semences, de la pistache, du pavot, des semences de navet, des pignons doux, etc., est bonne à manger. Mais l'huile d'olives doit être préférée comme la meilleure de toutes, et celle qui se conserve le mieux. *V.* Olive.

Jujube, fruit du jujubier, *rhamnus ziziphus*, LIN.; sa pulpe est douce, astringente et mucilagineuse.

Laitue, *lactuca sativa*, LIN. La laitue cultivée est aqueuse, mucilagineuse, rafraîchissante et narcotique. On la mange en salade, ou cuite au bouillon, au jus, ou avec une sauce piquante.

La laitue romaine, *lactuca romana, longa, dulcis*, LIN., ne se mange guère qu'en salade : elle est très aqueuse et rafraîchissante.

La laitue sauvage, *lactuca scariola*, LIN., est un aliment plus grossier, mais assez usité : elle a les mêmes propriétés que les précédentes.

Lavande, *lavendula spica*, LIN. ; elle est aromatique, et sert pour les liqueurs.

Laurier, *laurus nobilis*, LIN. ; ses feuilles sont aromatiques et âcres ; elles excitent. On les emploie comme assaisonnement.

Lentille, *ervum lens*, LIN. ; semence farineuse, très-nourrissante, fade, et de difficile digestion. On la mange cuite en purée, ou en salade, ou avec une sauce piquante. Le bouillon de lentille, assaisonné de sel et d'huile, ou de beurre, sert pour le potage.

Limon, *citrus limon*, LIN. *V.* Citron.

Mâche, *valeriana locusta alitoria*, LIN. ou Doucette. Ses feuilles se mangent en salade, ou cuites. Elle est douce et rafraîchissante.

Macis, *myristica officinalis*, LIN. ; seconde écorce de la noix muscade : elle est aromatique et sert d'assaisonnement.

Maïs, ou blé de Turquie, *zea maïs*, LIN. ; semence très-farineuse, très-nourrissante, qu'on mange en soupe, et dont on fait du pain : ce dernier est très-pesant et indigeste. Le blé maïs, encore vert, est tendre, très-sucré, et se mange préparé comme les petits pois.

Manioc, arbrisseau d'Amérique, dont la racine contient une fécule nutritive et un suc vénéneux.

Marron, fruit du marronnier, *v.* Châtaigne.

Melon, *cucumis melo*, LIN. ; fruit d'une plante herbacée, très-gros, charnu, aqueux, d'une saveur et d'une odeur très-agréables. Il est très-rafraîchissant, relâchant, et ne doit se manger qu'avec modération. On l'assaisonne avec le sel, le poivre, ou le sucre. Il est très-indigeste pour les personnes débiles, lymphatiques, d'un estomac faible, et pendant les temps frais.

Le melon d'hiver n'est bon qu'aux hommes très-robustes.

Menthe, *mentha sativa*, LIN. ; ses feuilles sont très-aromatiques, et ne servent que pour des assaisonnemens ou des boissons.

Merise, *prunus avium*, cerise sauvage, noire, petite, très-douce, et à longue queue. Elle est acidule, sucrée, rafraîchissante et laxative. On la mange fraîche ou en compote.

Millet, *panicum miliaceum*, LIN. ; le millet est farineux, nourrissant, mucilagineux, et ne donne qu'une nourriture grossière, très-indigeste. On en fait des potages, et du pain.

Moutarde, *sinapis nigra*, LIN. ; sa semence est farineuse, très-âcre, piquante ; elle stimule fortement, échauffe ou irrite, et ne sert que d'assaisonnement. On la délaye dans le vin ou le vinaigre, pour la manger avec le poisson, ou l'employer dans la sauce à la tartare, etc.

Mûre, *morum*, fruit du mûrier, *morus nigra* ou *alba*, LIN. La mûre est très-douce, un peu acidule, et mucilagineuse. Elle rafraîchit et relâche : on peut en faire un petit vin.

La mûre de ronces se rapproche davantage du fruit des mûriers, que de la framboise. *V.* Framboise.

Muscadier, *myristica officinalis*, Lin. ; le fruit de cet arbre est d'une saveur et d'un arôme très-agréables.

La noix muscade, *nux muschata*, est aromatique, âcre, astringente ; elle stimule, échauffe et resserre. On ne s'en sert que pour les apprêts et les liqueurs.

Muscat de Provence, *vitis vinifera*, Lin. ; ce raisin fournit un vin doux et aromatique. *V.* Raisin.

Navet, *brassica napus*, Lin. ; sa racine est légèrement âcre, aromatique, et très-aqueuse. Il est stimulant, mais venteux. On le mange cuit, à la sauce blanche, au sucre, ou dans les potages.

La semence fournit l'huile de navet, ou navette, qui ne sert guère d'aliment.

Nèfle, fruit du neflier, *mespilus germanica*, Lin. ; elle est astringente, et se mange très-mûre.

Nougat ; il se compose d'amandes torréfiées et confites avec le miel. Celui de Provence est le plus estimé. *V.* Confiture.

Noisette, *avellana*, fruit du noisetier,

corylus avellana, LIN. ; semence émulsive, nourrissante, douce, et dont on use comme de l'amande. Elle est difficile à digérer. Son huile est bonne à manger.

Noix, *nux*, fruit du noyer, *juglans regia*, LIN. ; la noix est émulsive, douce, et donne une huile très-bonne à manger. On la préfère pour la friture, parce que le feu l'altère moins que l'huile d'olive.

On confit les noix fraîches, et qui ne sont pas encore mûres.

Le brou de noix sert pour les liqueurs ; il est âcre, astringent et d'une odeur agréable.

La noix fraîche ou sèche est très-indigeste.

OEillette, *v.* Pavot.

Oignon, *allium cepa* ; LIN. ; l'oignon est aqueux, âcre, piquant et aromatique : il sti- mule fortement, porte aux urines et fortifie. Dans le Midi on mange l'oignon blanc avec du sel ; ou en salade avec la laitue, la chicorée. L'oignon rouge est plus âcre : l'un et l'autre entrent dans les apprêts de haut goût. Cuit dans son eau, l'oignon devient sucré et perd la plus grande partie de sa saveur piquante, antiscorbutique : on l'emploie souvent dans les sauces. On le farcit quand il est très-gros.

Olive, *olea europæa*, Lin.; l'olive verte, préparée à la picholine, c'est-à-dire, quand elle a été adoucie par une forte solution de potasse, est âcre, astringente et d'un bon goût; mais on la digère difficilement. Parvenu à sa maturité, ce fruit est d'un violet foncé, doux, huileux et un peu âcre. On le mange avec du sel et dans les ragoûts : la saveur en est assez agréable.

L'huile qu'on en extrait par expression est fine, très-grasse, douce et légèrement aromatisée. Le principe extractif et âcre, qui sort avec elle, étant dissous dans un peu d'eau, se dépose au fond des cuves qui la reçoivent.

La *licoque*, ou tranche de pain grillé, qu'on trempe dans l'huile récente, et à laquelle on ajoute un peu de sel, est un aliment indigeste.

L'huile fait partie de toutes les sauces ; elle ne s'altère pas autant que le beurre par l'action du feu, ce qui la rend préférable. On l'emploie particulièrement pour la salade, la friture, la pâtisserie.

L'huile nourrit et relâche, sur-tout par son action mécanique sur les parois intestinales.

Lorsqu'on en prend trop, elle cause des rapports, diminue l'action de l'estomac et dérange ainsi la digestion.

On peut remplacer l'huile d'olive par celle de plusieurs plantes oléifères, qui, quoique moins estimées, ne sont pas moins propres à servir d'aliment. Telles sont,

1.º L'huile de hêtre, qui s'améliore dans les cruches de grès conservées dans la terre;

2.º L'huile de pavot ou d'œillette;

3.º L'huile de pepins de raisin;

4.º L'huile des cucurbitacées, dont les semences sont émulsives;

5.º L'huile de noix;

6.º L'huile de *colsa*, *brassica oleracea*; et de navette, *brassica napus* : on l'extrait à froid des semences de ces plantes;

7.º L'huile de noisette, fruit du coudrier, *coryplus avcllana*, Lin.

8.º L'huile d'amande douce, *amygdala*;

9.º L'huile de pignons, fruit du pin, *pinus pinea*, Lin.;

10.º L'huile de pistache de terre, *arachis hypocarpogea*, Lin.; naturalisée en France, et dont M. le docteur Bodard a propagé la culture dans plusieurs provinces (1).

Orange, fruit de l'oranger, *citrus aurantium*, LIN. ; son huile essentielle est aromatique et très-agréable ; sa chair est acidule, d'un très-bon goût et très-aqueuse. On mange l'orange avec du sucre, que l'on arrose quelquefois d'eau-de-vie ou de vin d'Espagne. On en fait aussi une boisson analogue à la limonade, et moins acide que cette dernière. Le suc de l'orange rafraîchit et relâche ; son parenchyme est très-indigeste : il faut le rejetter, ainsi que l'écorce et les graines, qui sont amères.

L'écorce d'orange sert dans les apprêts comme substance aromatique ; et entre dans les confitures sèches.

Orge, *hordeum vulgare celeste*, LIN. ; cette graine céréale fournit une farine beaucoup moins nutritive que le froment. Le pain d'orge est grossier et pesant.

La boisson qu'on fait avec la décoction d'une cuillerée d'orge mondé, dans une pinte d'eau, est douce et très-rafraîchissante.

---

(1) *Cours de Botanique Médicale comparée.*

La crême d'orge est douce, nourrissante : on l'assaisonne avec le beurre, le sel ou le sucre.

L'orge germé, tourragé, et mis en fermentation avec un levain, du houblon et quelques aromates, fournit la bierre. Cette boisson est gazeuse, légèrement piquante, amère, nutritive, diurétique et rafraîchissante : elle convient aux estomacs chargés de sucs acides, aux personnes échauffées ou dans un état d'irritation. Quand on en prend trop, elle débilite le système, diminue le cours des humeurs, cause l'engorgement du cerveau et l'ivresse : on dissipe ces mauvais effets avec les excitans spiritueux : un petit verre d'eau-de-vie suffit pour activer le jeu des organes, la circulation, et rétablir l'ordre dans l'exercice des fonctions.

Crassos humores nutrit cerevisia, vires præstat......

On fait une bière forte, ou double bière, *porter* des Anglais, qui est plus âcre, nourrissante et spiritueuse que la petite bière, *smal birr*. Quelques brasseurs y ajoutent de la chaux, et la rendent ainsi très-mal saine.

La bière d'*avoine*, selon Peyrille, est limpide et rafraîchissante.

On peut préparer cette boisson avec toutes les graines céréales, dont on arrête la fermentation spiritueuse.

Oseille, *rumex acetosa*, LIN.; les feuilles de cette plante sont acidules, et d'un goût agréable. On emploie beaucoup l'oseille dans les apprêts et comme aliment. Elle nourrit très-peu, rafraîchit et relâche. On en corrige l'acidité avec l'huile, le lait, les substances douces, les œufs, etc.

Oxycrat, boisson faite avec le vinaigre et l'eau. Agréablement acidulée, elle est très-rafraîchissante et se prend froide. *V*. Raisin.

Oxymel; boisson composée d'eau, de miel, et d'une suffisante quantité de vinaigre. Elle est adoucissante, rafraîchit, et délaye les humeurs. *V*. Raisin.

Panais, *pastinacca sativa*, LIN.; sa racine est douce, légèrement aromatique et très-aqueuse. On l'emploie dans les potages, les ragoûts. On le mange également frit, ou à la sauce blanche.

Pastèque, *cucurbita citrullus*; elle est commune en Asie, en Italie, en Espagne, en

Amérique : c'est une sorte de melon d'un goût exquis, très-aqueux, charnu, et ordinairement d'une couleur verte, d'un jaune orangé. On la mange comme le melon, dont elle a les propriétés. Son écorce très-épaisse, comme celle de notre *cantalou*, sert pour les confitures, après avoir été blanchie.

Pavot, *papaver somniferum*, LIN.; sa semence donne de l'huile douce, qui, dégagée de tout principe âcre et narcotique, est bonne à manger. La décoction de la tête de pavot est calmante, soporifique.

Pêche., *mala persica*, fruit du pêcher, *amygdalus persica*, LIN. La pêche est charnue, très-aqueuse, d'un bon goût. On distingue la pêche dure de la pêche molle; la première ne se trouve que dans les pays chauds : elles sont froides, acidulés, et par conséquent très-rafraîchissantes et diurétiques. On les mange avec du sucre et du vin, pour en corriger les propriétés, qui la rendraient malfaisante sans cette précaution. La pêche cuite forme une compote très légère.

Séchées au soleil, les pêches se conservent; et on les mange cuites à l'eau.

On les conserve également à l'eau-de-vie,

dans laquelle on ne trouve plus qu'un goût très-faible de ce fruit.

Persil, *apium petroselinum*, LIN.; plante âcre, aromatique, diurétique et très-usitée comme assaisonnement. Il est échauffant et légèrement narcotique.

Petite centaurée, *gentiana centaurium*, LIN.; plante très-amère, qu'on emploie en infusion théiforme : elle est tonique.

Pignon, *nucleus pineus*, semence du pin, *pinus pinea*, LIN.; cette petite amande est douce, huileuse et d'un bon goût : elle donne l'huile par l'expression. On l'emploie torréfiée comme aliment dans les ragoûts, ou au dessert. Son parenchyme est indigeste.

Pimprenelle, *poterium sanguisorba*, LIN.; plante aromatique légèrement excitante, diurétique, et qu'on n'emploie qu'en assaisonnement.

Piment, *capsicum annuum*, LIN.; le fruit de cette plante est très-âcre, d'une odeur forte et légèrement narcotique. On l'emploie comme le poivre dans les apprêts, et pour rendre le vinaigre plus excitant : il est très-usité dans les pays chauds. Le piment échauffe, irrite et rubéfie les membranes.

Pissenlit, *leontodon taraxacum*, Lin., ou dent de lion ; espèce de chicorée légèrement amère et diurétique : on la mange en salade ou cuite à l'eau avec un assaisonnement. La décoction d'une poignée de pissenlit dans une pinte d'eau forme une boisson très-rafraîchissante, et qu'on prend le matin à jeûn, lors d'embarras gastrique.

Pistache, semence du pistachier, *pistacia vera*, Lin. ; elle est émulsive et d'un arôme très-agréable : on s'en sert particulièrement pour la pâtisserie, les confitures et les sucreries. Le sirop de pistache est très-recherché. Cette semence est adoucissante, nutritive, rafraîchissante, mais indigeste. L'émulsion de pistache est très-légère.

Poireau, *allium porrum*, Lin. ; cette plante oléracée est âcre, aromatique et piquante ; elle échauffe et stimule comme diurétique : on s'en sert pour relever le bouillon ; et on le mange cuit à l'huile ou avec une sauce.

Poirée, *beta vulgaris rubra*, Lin. La poirée est aqueuse, peu sapide, nourrissante ; elle rafraîchit et relâche. On la mange avec les bonnes herbes, cuite et assaisonnée.

Poire, *pira*, fruit du poirier, *v.* Pomme.

Poiré, *vinum pomaceum*, *v.* Pomme.

Pois, *pisum sativum hortense*, Lin.; le pois vert, ou petit-pois, est doux, tendre, nourrissant, mais difficile à digérer. On le mange cuit et assaisonné, ou avec une liaison.

Le pois sec est moins sucré, plus nutritif, pesant, indigeste et venteux.

Le pois qu'on fait frire avec son enveloppe verte et tendre n'est presque pas nourrissant, et se digère très-facilement. On le met à la sauce blanche.

Le pois chiche, *cicer arietinum*, Lin.; est très-léger quand il est bien cuit. Il nourrit beaucoup et adoucit.

Poivre noir, *piper nigrum*, Lin.; le fruit de cette plante est très-âcre, aromatique; il excite et échauffe beaucoup. On en met peu dans les assaisonnemens pour éviter l'irritation : il domine dans les sauces de haut goût, qui sont par cela même très-mal saines.

Le poivre long, *piper longum*, Lin.; a les mêmes propriétés que le précédent. Ce sont les espèces les plus usiteés.

Pomme de reinette, *malus sativa*, fruit du *pyrus malus*, Lin.; poirier pommier.

La pomme et la poire, généralement prises comme fruits analogues, sont charnues, aqueuses, fermes, acidules, douces, mucilagineuses, et légèrement aromatiques. Elles rafraîchissent, relâchent, et portent aux urines. On les mange crues ou cuites, en compotte, en beignets, en charlotte, etc. La cuisson les rend plus douces, moins acides, et plus relâchantes. Ces fruits sont, en général, très-agréables et nourrissent peu. .

On préfère les plus tendres, légères, douces, d'un bon goût; il en est qu'on ne mange point sans les faire cuire.

Le suc de pomme, épaissi en consistance de gelée, forme une confiture très-agréable, adoucissante, et qui relâche.

Le cidre n'est que le suc de pommes mis en fermentation vineuse : c'est un petit vin doux, peu spiritueux, et très-agréable. Il stimule, adoucit d'abord, et relâche ensuite par le mucilage sucré qu'il contient.

Le poiré a les mêmes propriétés que le cidre, et se fait par un procédé semblable. On le fait avec le fruit du *pyrus communis.*

Pomme-de-terre, *solanum tuberosum,* L. ; on la nomme vulgairement *patate.* C'est le tubercule multiple d'une racine chevelue et fibreuse ; il se développe dans la terre. Sa chair est aqueuse, féculente et très-ferme. Le suc en est âcre et devient fade par la cuisson. C'est la fécule qui nourrit, le parenchyme est aqueux et indigeste. On mange la pomme-de-terre cuite, au four ou sur la cendre ; seule, ou avec du sel ou du sucre, et quelquefois du beurre frais. On la fait cuire dans l'eau pour la manger en salade, ou en ragoût, à la maître-d'hôtel, à la poulette, etc., ou en beignets ; d'autres fois, on la fait frire au beurre ou à l'huile.

On fait avec la pomme-de-terre cuite et la farine de froment un pain très-frais et léger.

La fécule extraite de la pomme-de-terre rapée se mange en potage : c'est un aliment assez léger, si elle est bien cuite et prise en petite quantité. On la fait entrer dans les apprêts, dans les pâtisseries.

Cette fécule n'est indigeste que parce qu'elle contient beaucoup d'aliment sous un petit volume ; mais la pomme-de-terre l'est, en outre, par son parenchyme : au total, c'est un aliment très-sain, très-doux, mais qui exige un bon estomac, à moins qu'on ne la mange avec beaucoup de modération.

La pomme d'amour ou dorée, *solanum lycopersicum*, LIN.; est un fruit rouge, aqueux, légèrement narcotique, acidule, et d'un goût agréable. On la mange cuite et farcie : ou bien on en extrait le suc épaissi, qui sert dans les sauces. Rapproché par l'évaporation, il se conserve durant l'hiver, et on l'emploie dans les apprêts.

La pomme d'amour, ou tomate, est plus grosse et plus douce dans les pays chauds que dans le nord de la France. Les Espagnols la mangent cuite à l'eau, et assaisonnée avec de l'huile et du sel.

Potiron, *cucurbita pepo*, LIN.; *v.* citrouille.

Pourpier, *portulaca oleracea*, LIN.; plante aqueuse, peu sapide, légèrement diurétique, rafraîchissante, et qu'on mange comme la poirée, la belle-dame, la chicorée.

Prunelle, *prunus spinosa*, LIN.; cette petite prune est très-aigre et laxative. On peut en faire du vin, ou la manger cuite avec du sucre. Elle rafraîchit.

Prune, *prunum*, fruit du prunier, *prunus*

domestica damascena, LIN. ; la prune de Damas est violette : sa chair est ferme, son suc mucilagineux, doux et acidule. On la mange crue ou cuite, confite ou à l'eau-de-vie. Elle est rafraîchissante et laxative.

La prune reine-claude, est plus douce et aromatisée.

La cuisson et le sucre les rendent l'une et l'autre plus douces et légères.

Le pruneaux sont des prunes séchées au soleil, et qu'on fait cuire. Crus ils sont très-indigestes ; cuits ils se digèrent très-facilement, et relâchent davantage.

Radis cultivé, *raphanus sativus*, LIN. ; sa racine est fusiforme ou tubuleuse, rouge ou noire en dehors, et toujours blanche à l'intérieur ; enfin, elle est grosse ou petite. Le petit radis est ferme, cassant ; son suc est âcre, piquant, et irrite beaucoup.

Le radis noir est plus gros, âcre et fort que le précédent. L'un et l'autre se mangent en très-petite quantité, avec un peu de sel ; et il est prudent de les mêler avec des substances huileuses ou mucilagineuses, comme le beurre, le lait, etc., qui en diminuent l'action irritante, soit en les enveloppant, soit en adoucissant les membranes irritées.

Raisin, *uva*, PLIN. ; fruit de la vigne, *vitis vinifera*, LIN. Ce fruit est mucilagineux, très-sucré, aqueux et légèrement acidule. Le blanc paraît plus léger que le noir. Le muscat est aromatique et pesant. La pellicule et le pepin sont très-indigestes. Le raisin rafraîchit et relâche, sur-tout quand on le mange seul et à jeun. Il se conserve frais dans des bouteilles, ou confit.

Le suc de raisin, ou *mout*, est très-doux, mucilagineux ; il échauffe, enivre et lâche le ventre. Ecumé et rapproché il forme un sirop avec lequel on confit les fruits charnus. Le mout est doux, mucilagineux, acidule et laxatif.

Le suc de raisin, mis en fermentation spiritueuse, donne le vin, que l'on garde quelques mois dans des tonneaux pour le clarifier.

Le vin est excitant, soutient les forces digestives, et, si l'on en prend trop, il enivre. Les estomacs trop faibles, chargés d'acidités, ou avec trop d'excitation, ne le supportent pas.

On distingue parmi les différentes espèces de vin, selon leur principe dominant :

1.º Les *acidules*, tels que les petits vins, le Champagne mousseux, le vin blanc d'Aï, d'Epernay, du Rhin, de la Moselle, la clairette de Limous.

2.º Les *doux* : le vin cuit, le vin de paille, l'Alicante, le Madère doux, le Malaga ; le vin de Chypre, de Granache, de Calabre, de Clairette, de Dic, le Picardan.

3.º Les *amers* : le Volnay, le Beaune, le Pomar, et presque tous les vins de Bourgogne, Clos-Vougeot, Chambertin, Nuit, Meursault.

4.º Les *aromatiques* : le muscat de Frontignan, de Malvoisie, de Rivesaltes, Lunel, Beziers, Montbazin.

5.º Les *astringens* : le Bordeaux rouge, le Madère sec, le Sauterne, les vins de Grave, de Hongrie.

6.º Les *spiritueux* : les vins de l'Hermitage, de Château-Neuf du Pape, le Xérès, le vin de la côte Saint-André, les vins de Roussillon, tels que Coullioure et Bagnouls, les vins de Rota, de Porto.

Le vin distillé fournit l'eau-de-vie à 20

degrés de l'aréomètre; au-dessus, il constitue l'alcool, ou l'esprit-de-vin, que l'on
porte ordinairement de 28 à 36 degrés.

L'esprit-de-vin est généralement préféré
à l'alcool que l'on retire de la fermentation
spiritueuse du froment, de la cerise, de la
prune, du sucre, du riz et du lait, etc.

On prend l'eau-de-vie seule, à très-petite
dose et rarement; car elle irrite, et deviendrait très-dangereuse si l'habitude n'en émous-
sait l'action.

L'esprit-de-vin ne se prend que par gouttes délayées dans une cuillerée d'eau, et plus
rarement que l'eau-de-vie.

Les liqueurs aromatisées, ou amères, astringentes, douces, etc., ne sont que des
teintures spiritueuses, auxquelles on ajoute
une certaine quantité de sirop. Elles ont les
propriétés de l'eau-de-vie, du sirop, et des
substances sapides qu'on y combine.

Les esprits, improprement appelés eaux
de Cologne, de mélisse, de la reine d'Hongrie, de lavande, de miel, etc., agissent
comme l'alcool qui en est le véhicule, et par
les essences, les résines, etc., qui les distin-
guent.

L'éther est le produit de la distillation de l'alcool avec un acide concentré. Il est très-volatil, stimulant, d'un goût agréable, mais fort. On le prend par gouttes sur du sucre, ou dans une eau aromatique.

Toutes ces liqueurs sont échauffantes, irritantes, et dangereuses par le plus simple abus ; *v.* l'article Boissons fermentées.

Réglisse, *liquiritia*, Lin. ; le suc de racine de réglisse est doux, mucilagineux et relâchant. On l'emploie en boisson et assaisonnement.

Riz, *oriza sativa*, Lin. ; graminée farineuse, nutritive et astringente. On le mange en soupe, en gâteau, avec du lait, du sucre et des aromates. Le riz cuit entre dans beaucoup d'apprêts.

L'eau de riz, que l'on fait avec une cuillerée de cette semence, cuite dans un pinte d'eau, est rafraîchissante et resserre.

En général, le riz cuit et trop épais, est un aliment très-nourrissant et indigeste.

Le riz fermenté donne une eau-de-vie qu'on nomme *rak*.

Rocambole, *v.* Echalotte.

Roquette, *sysimbrium rotundifolium*,

Lin. ; on la mange en salade comme le cresson alénois. Elle est légèrement aromatique, piquante, apéritive et diurétique.

Safran, *crocus sativus officinalis*, Lin. ; les étamines du safran sont aromatiques et excitantes. On emploie le safran comme assaisonnement, et pour aromatiser les liqueurs.

Sagou, c'est la moëlle du *palma farinaria*. Elle est fade et nutritive ; ou la mange en soupe ou en crême.

Salsifis, *scorsonera hispanica*, Lin. ; racine tendre, aqueuse, d'un bon goût, et rafraîchissante. On la mange cuite à l'eau, avec une sauce blanche, ou on la fait frire.

Salep, *orchis morio*, Lin. ; la racine de cette plante, séchée et mise en poudre, fournit une fécule fade, nourrissante et légère. On la mange en potage, comme celle de pommes-de-terre.

Sarrasin, *polygonum fagopyrum*, Lin. ; blé noir, dont la farine est nutritive, un peu âcre, et qui donne un pain grossier.

Sarriette, *satureia hortensis*, Lin.; plante aromatique, âcre et échauffante, dont on se sert dans les assaisonnemens.

Sauge, *salvia officinalis*, LIN.; ses feuilles sont aromatiques, amères. On les emploie dans les assaisonnemens et les boissons.

Scariole, *v*. Chicorée.

Seigle, *secale cereale hybernum*, LIN.; cette graine est farineuse, beaucoup moins nourrissante que le froment, et employée de même comme aliment. Le pain de seigle est frais, brun et grossier.

Sorbe, fruit du *sorbus domestica*, (ou cormier) LIN.; elle est astringente, d'une pulpe molle et brunâtre quand on la prend bien mûre.

Sucre, *saccharum*, suc de la canne à sucre, *saccharum officinarum*, LIN. Il ne fut connu en Europe que dans le seizième siècle. Réduit par l'évaporation, il fournit d'abord la mélasse, puis la cassonade, et enfin le sucre blanc, clarifié et crystallisé en pains.

Cette substance concrète est très-douce et relâchante; c'est en adoucissant, en relâchant l'estomac irrité par les alimens, qu'il facilite la digestion. Lorsqu'on en mange trop, il diminue les forces digestives, donne des rapports acides, des vents, et lâche le ventre. Ces propriétés débilitantes sont encore plus marquées dans le sirop, qui n'est que du sucre délayé dans l'eau et snffiisamment réduit.

Les sirops composés participent des propriétés que je viens d'indiquer et de celles des substances qu'on y fait entrer.

Ainsi, on peut diviser les sirops comme il suit : ils sont *fades*, avec le mucilage de la guimauve, la gomme arabique ; *acides* avec la groseille, le vinaigre, etc. ; *amers*, avec l'absinthe, l'écorce d'orange, etc. ; *astringens*, avec le coing, la grenade, etc. : *aromatiques*, avec l'œillet, la canelle, etc. ; *narcotiques*, avec le safran, le pavot, etc ; *spiritueux*, avec le punch, le rhum, etc. ; *éthérés*, avec l'éther acétique, etc. ; *émulsifs*, avec le lait d'amande, de pistache, etc. ; *nutritifs*, avec le bouillon de tortue, de poisson, etc. Les sirops composés ont des propriétés mixtes. Les uns sont mucilagineux et aromatiques, comme le sirop de violette ; amers et mucilagineux, tels que le sirop de lichen, etc., etc.

On fait avec le sirop et les fruits cuits, les compotes, les marmelades, les confitures proprement dites, les pâtes, les conserves,

les charlottes, etc. Elles ont la propriété
des fruits qu'elles renferment, et celles du
sirop.

Les glaces sont faites avec un sirop et l'eau
qu'on met en congélation granulée : elles
rafraîchissent promptement et débilitent
beaucoup. Si elles facilitent la digestion,
c'est en dissipant l'irritation de l'estomac
causée par le café, les liqueurs, les épices, etc.

Les sucreries sont faites avec le sucre cuit
et crystallisé, avec des amandes, des fruits
secs, etc. : elles sont sous les formes de pastilles,
de diablotins, de dragées, de pralines, de marrons glacés, de candi, de gâteau, de gril-
lage, etc.

Les bombons relâchent, affadissent l'estomac ; ceux qui contiennent des amandes sont
très-indigèstes.

La fermentation du sucre donne le taffia,
le rhum et un alcohol.

Le miel, *mellis*, est une substance très-su-
crée qu'on retire des ruches des abeilles, *apis
mellifica*, et qui a la consistance d'un sirop
très-cuit. Il est visqueux, légèrement acide,
et d'un goût agréable. Mais il acquiert de
l'âcreté par le contact de l'air. Du reste, le

miel s'emploie comme le sirop de sucre , et en a les mêmes propriétés , à cela près qu'il relâche davantage.

L'hydromel , l'oxymel, le vin de miel , sont des boissons douces et qui lâchent le ventre.

Thé , *thea bocha*, Lin. Les feuilles de thé nous viennent de la Chine : on y distingue le thé vert et le thé bou. Le premier est plus fort : l'un et l'autre sont âcres et aromatiques ; on les prend en infusion dans une grande quantité d'eau. Cette boisson est excitante, tonique et diurétique; mais si l'on en prend avec excès , ou si elle est trop chargée, elle irrite beaucoup , cause l'insomnie et des maux de nerfs. Elle facilite la digestion quand l'estomac est faible.

L'infusion du thé dans laquelle on met deux verres d'eau-de-vie ou de rhum , ou de vin , et le suc de deux citrons pour une pinte d'eau, constitue le punch : l'eau-de-vie doit être brûlée dès que le mélange est fait.

Le punch est moins dangereux que l'eau-de-vie ; mais il est âcre , acide et spiritueux, ce qui le rend très-stimulant. Il échauffe et agace les nerfs.

Thym, *thymus vulgaris*, LIN.; cette plante
est fortement aromatique, et sert d'assaisonnement : elle échauffe beaucoup.

Truffe, *lycoperdon tuber*, LIN., ou *boletus cervinus* ; c'est une plante qui ne sort pas
de la terre, où elle se développe. La truffe
noire, grise ou marbrée, est très-aromatique, charnue, ferme et cassante, et très-
difficile à digérer, quoique fort échauffante.
On la prépare au court bouillon ou à la matelotte : elle sert d'assaisonnement.

Vanille, *epidendrum vanilla*, LIN. Les si-
liques de cette plante contiennent une pulpe
grasse, d'une odeur forte et très-agréable :
elle est échauffante et agace les nerfs. On
l'emploie comme assaisonnement des crêmes :
elle entre dans la composition des liqueurs,
des bonbons, du chocolat, etc.

Verjus, suc du raisin vert, *uva acerba* ; il
est acide et âcre : on l'emploie comme le vinaigre et le suc de citron, dans les apprêts,
les sirops, etc. Il rafraîchit.

Vin, *vinum*, v. Raisin.

Le vinaigre, *acetum*, est le suc du raisin
passé à la fermentation acide : il rafraîchit

comme tous les acides vegétaux, à moins qu'il ne soit trop rapproché, car alors il devient irritant et nuisible. On l'emploie dans les apprêts, les boissons, les sirops, etc.

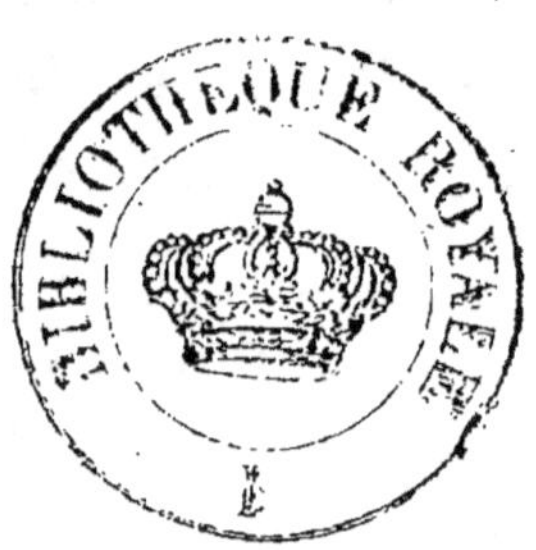

FIN.

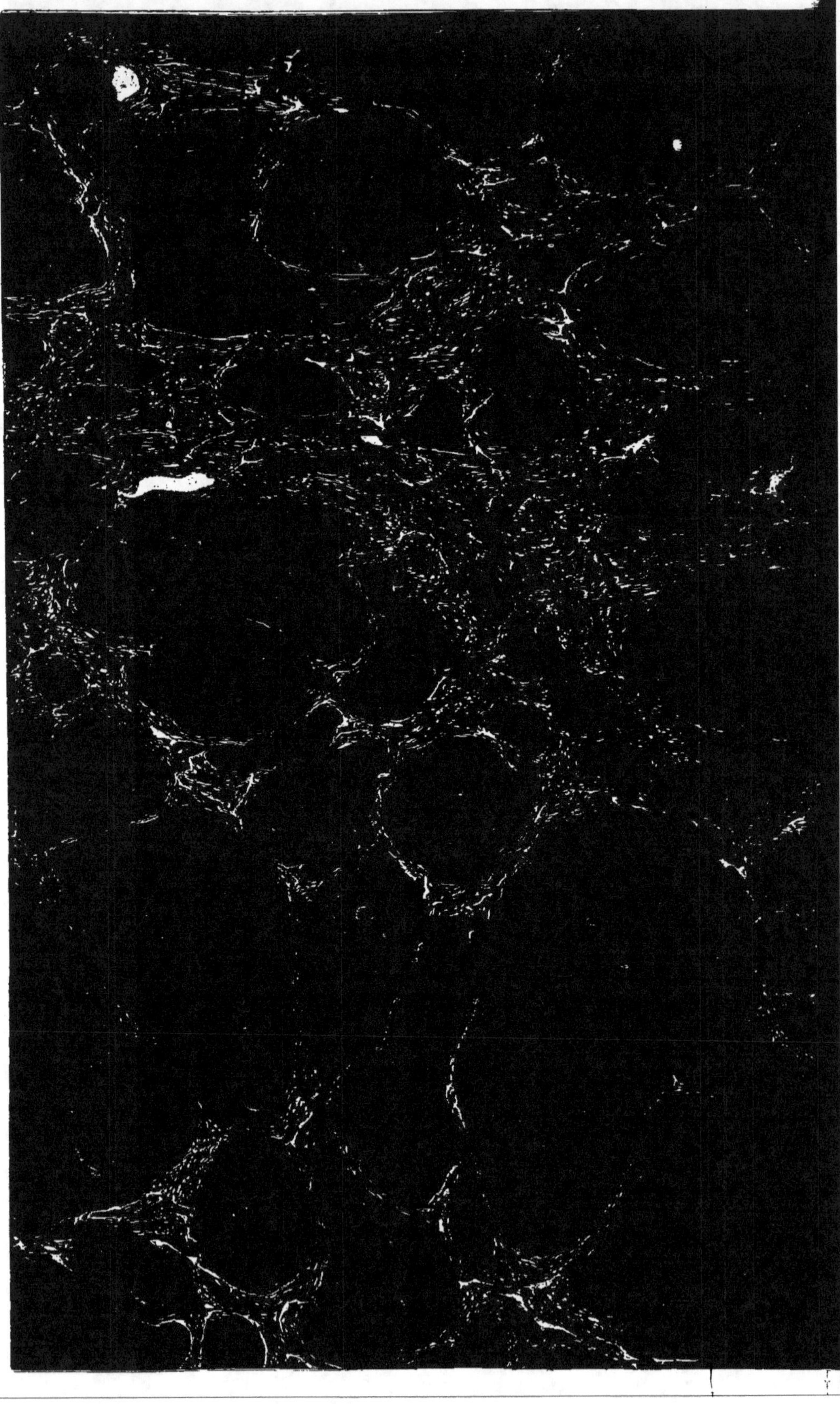

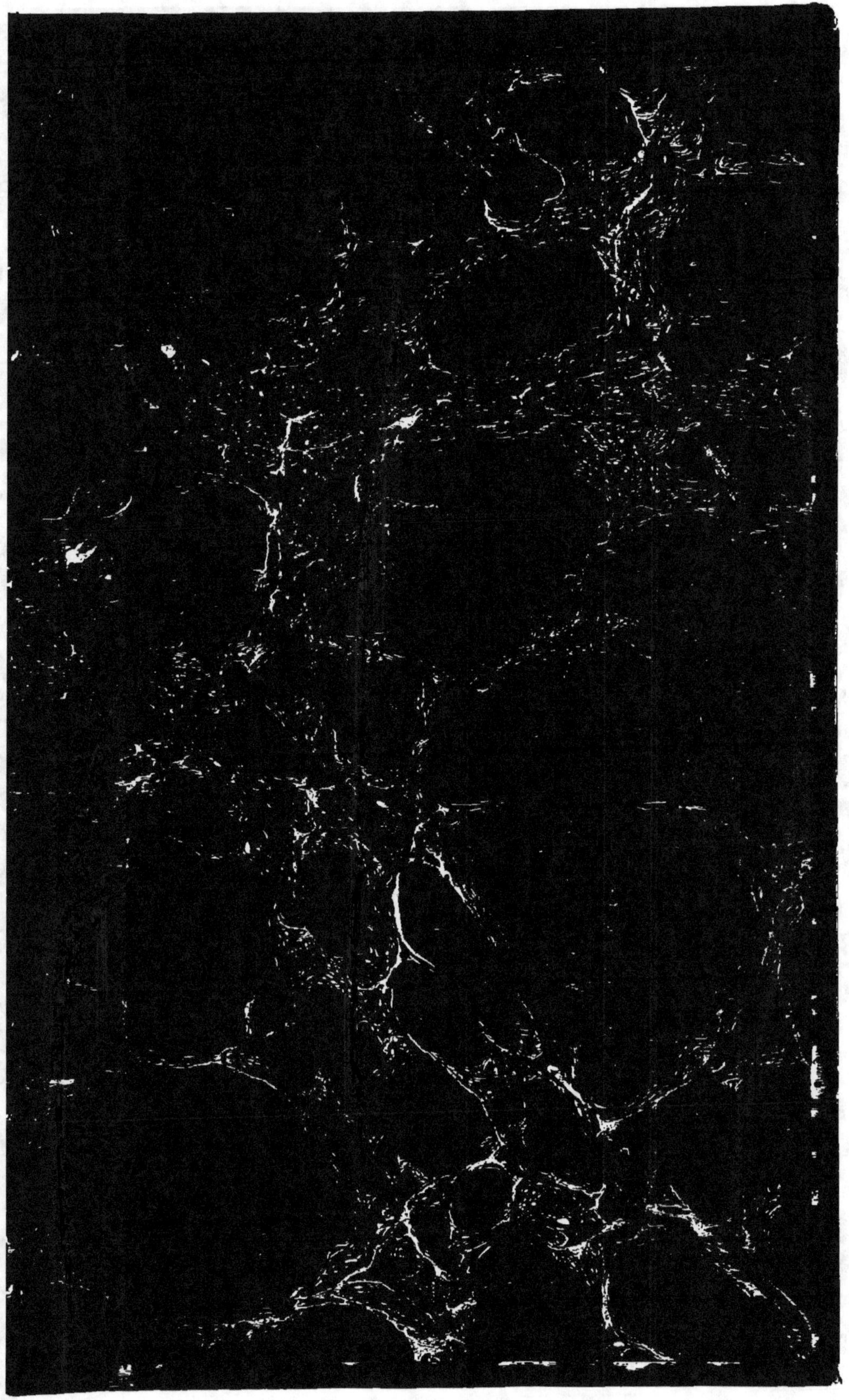

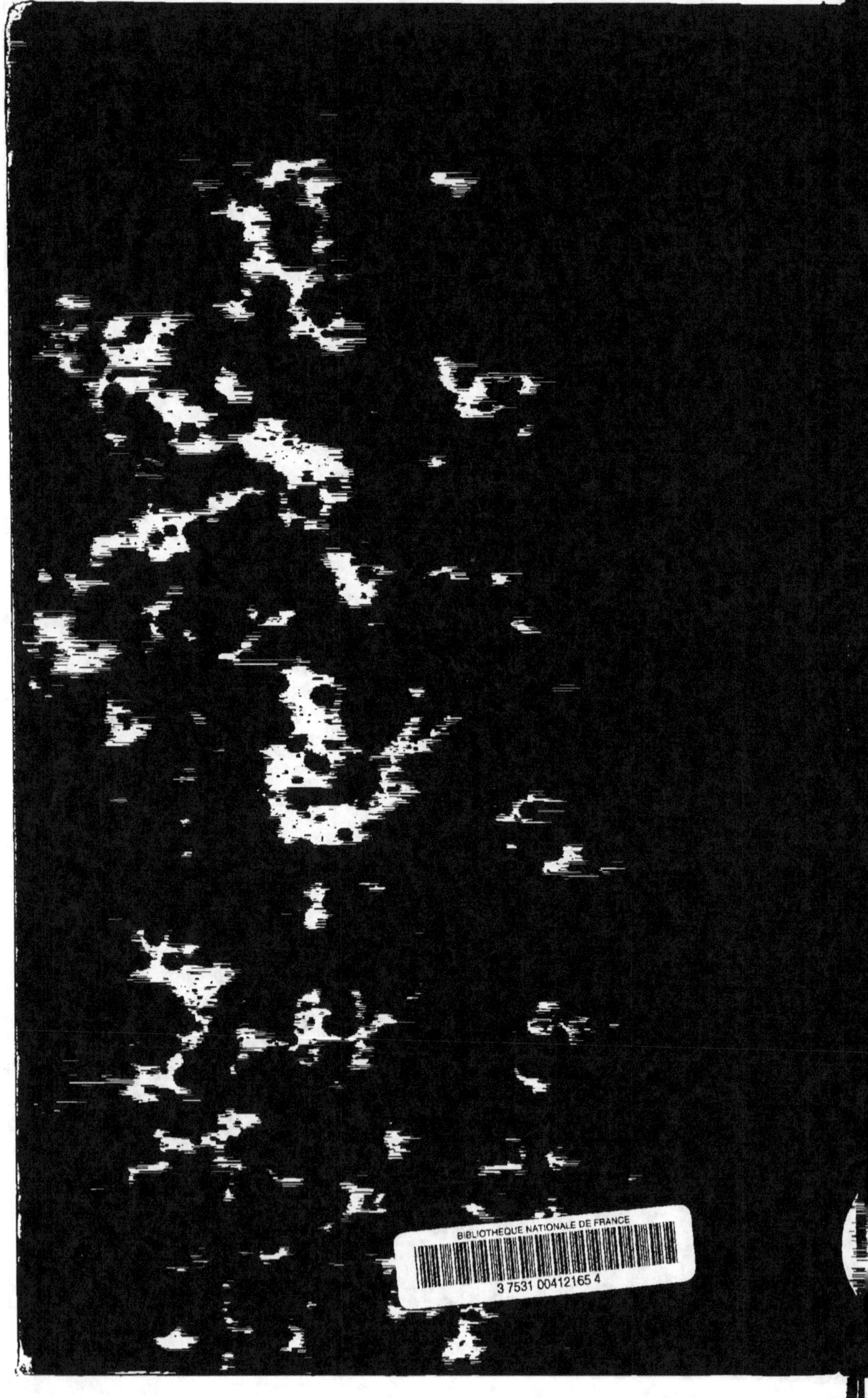

BIBLIOTHEQUE NATIONALE DE FRANCE
3 7531 00412165 4